골반 교정
다이어트

허리와 다리가 날씬해지는 30일 프로그램

골반 교정 다이어트

황상보 지음

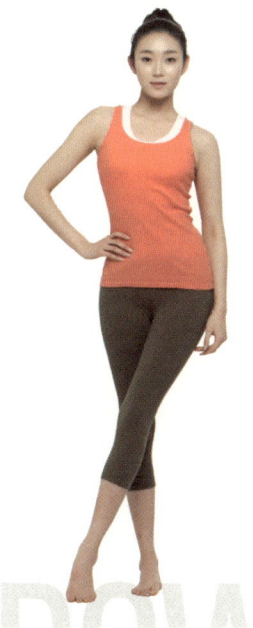

PELVIS POWER DIET

청림Life

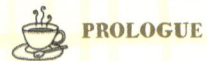
PROLOGUE

당신의 소중한 골반을 지키세요

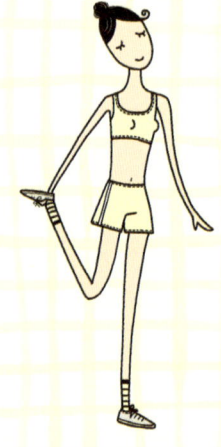

골반이 비틀어져 다리가 퉁퉁 붓고, 심한 경우 아파서 걷기도 힘들어하는 사람들을 만나온 지도 벌써 15년 가까이 되었습니다. 또 아무리 다이어트를 해도 엉덩이와 하체의 살은 빠지지 않아 고민을 하는 경우도 많이 봐왔습니다. 사람들은 아프지만 않으면 비틀어진 골반을 큰 문제로 여기지 않아 바로잡을 생각을 안 하고 그대로 생활합니다. 하체비만도 특이체질로만 생각해 상체비만처럼 온통 뛰고 굶어서 빼려고 합니다.

골반은 우리 몸의 중심에 위치해 모든 균형에 관여하는 핵심 부분으로 골반이 비틀어지면 온몸이 어긋납니다. 비틀어진 골반은 다리를 퉁퉁 붓게 만들고 엉덩이도 처지게 하며, 심하면 큰 통증까지 불러옵니다. 심지어 비틀어진 골반 때문에 얼굴 모양도 미세하게 틀어진다는 말까지 합니다.

골반 비틀어짐은 초기에 바로잡아야 합니다. 아무리 다이어트를 해도 절대 하체는 살이 안 빠지는 사람, 엉덩이가 볼륨 없이 축 처지고 다리가 항상 퉁퉁 붓는 사람, 고관절이 툭 튀어나와 치마

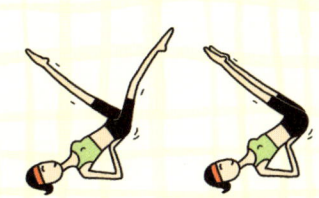

를 입으면 옷맵시가 안 나는 사람, 출산 후 통증과 함께 자꾸 하체에 살이 찌는 사람들은 골반을 교정해주면 많은 문제가 해결됩니다. 균형 잡힌 골반은 탄탄하고 부기 없는 하체와 예쁘게 위로 올라붙은 애플 힙을 보장합니다. 당연히 허리, 고관절 부위 통증도 사라집니다.

그러나 하체 살을 빼려고, 하체를 튼튼히 만들려고 무작정 러닝머신에서 뛰면 안 됩니다. 골반이 틀어져 좌우 다리 길이가 살짝 다른 하체비만 여성의 경우 러닝머신에서 달리면 달릴수록 허리가 아프고 무릎이 한쪽만 더 나빠질 수 있습니다. 체형교정 의학이 발달한 미국, 유럽, 호주의 경우에는 틀어진 골반과 휘어진 척추, 구부정한 자세(척추만곡 체형)를 가진 사람에게 맞춤 체형 교정 다이어트 운동을 하도록 합니다. 이 책에 소개된 30일 골반 교정 다이어트 운동을 꾸준히 따라하면 여러분도 아름답고 늘씬하게 뻗은 다리를 뽐낼 수 있게 될 겁니다.

2013년 6월 황상보

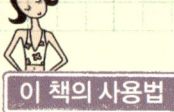

이 책의 사용법

운동 목표
운동으로 기대할 수 있는 효과를 의미한다.

포인트
운동 중에 명심해야 할 부분을 설명하였다.

운동 일차
총 30일로 구성하였다.

DAY 10 비틀어진 골반 교정하기
비틀어진 골반을 균형 있게 바로잡는다.

운동 명칭
주요 동작의 움직임을 운동명으로 적었다.

1 팔꿈치 고정하고 뒤돌아보기
비틀어진 허리 라인을 대칭으로 만든다.

좌우 20회

운동 설명
어떻게 동작을 취하면 되는지 설명하였다.

1 허리를 펴고 앉아서 오른쪽 다리를 접어 왼쪽 다리 무릎의 바깥쪽에 놓는다.

2 왼손은 오른쪽 무릎 바깥쪽 바닥을 짚는다. 왼쪽 팔로 무릎을 밀면서 몸통을 비튼 상태로 5초간 유지한다. 다리를 바꿔서 반복한다.

POINT
자세가 고정되도록 오른손은 바닥을 짚어 지지해준다. 몸통을 비틀었을 때 시선은 되도록 180도 뒤를 바라본다.

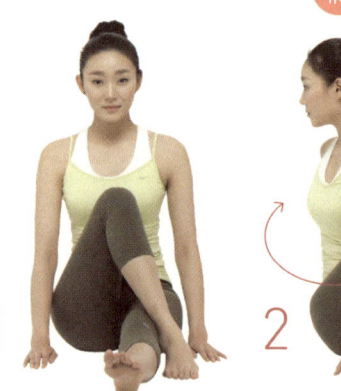

5초 유지

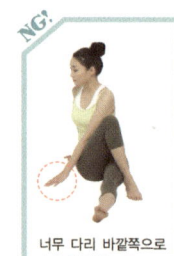

너무 다리 바깥쪽으로 손을 짚지 않는다.

NG 동작
운동 중에 자주 틀리는 부분을 설명하였다.

62

골반 교정 다이어트

2 누워서 다리 꼬아 당기기

뻑뻑한 고관절과 골반을 풀어주고 교정한다.

좌우 **30회**

1. 양쪽 무릎을 세우고 누운 후, 오른쪽 발을 왼쪽 허벅지 위로 올린다.
2. 다리 사이로 양쪽 손을 넣어 무릎 뒤에서 깍지를 끼고 가슴 쪽으로 다리를 잡아당긴다. 5초간 유지한 후 원위치한다. 다리를 바꿔서 똑같이 반복한다.

POINT 유연성이 부족한 경우, 무리해서 다리를 잡아당기지 않는다.

5초 유지

POINT 어깨가 바닥에서 떨어지지 않게 한다.

응용동작 무릎 양쪽을 잡고 당기면 더 자극이 된다.

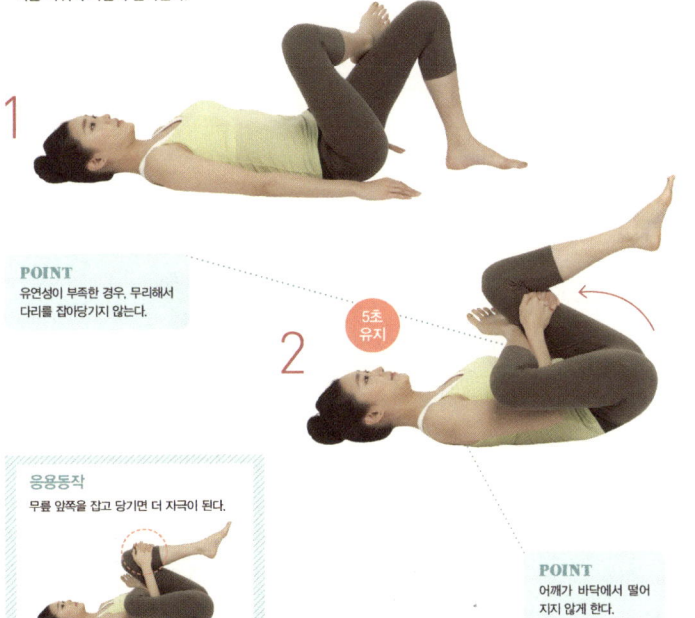

운동 횟수
동작마다 몇 회를 해야 하는지 적었다.

★ 운동 횟수는 잘 안 되는 방향과 잘되는 방향을 2:1의 비율로 실시한다. 예를 들면, 오른쪽 다리로 했을 때는 잘되는데 왼쪽 다리로 바꿔서 했을 때 힘들다면, 왼쪽은 30회 오른쪽은 15회를 한다. 잘 안 되는 방향은 문제가 있다는 표시이므로 운동을 더 많이 해줘야 교정이 되기 때문이다.

그리고 전체적으로 운동이 쉬운 사람은 책에 적혀 있는 운동 횟수를 기본(하)으로 해서 상·중·하 단계로 나눠서 실시한다. 예를 들면 운동 강도를 세게 하고 싶으면(상) 운동 횟수를 3배로 늘려서 실시한다. 중간 정도 강도로 하고 싶으면 (중) 2배의 횟수로 늘린다. 약하게 하고 싶으면(하) 책에서 정한 횟수대로 따라하면 된다.

응용동작
좀 더 쉽게 또는 좀 더 효과 있는 동작을 설명하였다.

 **CONTENTS**

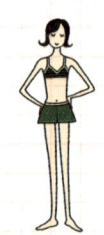

프롤로그 당신의 소중한 골반을 지키세요 **4**
이 책의 사용법 6

골반 바로 알기

STEP 1 골반은 어떻게 생겼을까 **14**
STEP 2 골반 불균형과 하체비만, 왜 문제일까 **16**
STEP 3 나의 골반 유형은 **18**
STEP 4 생활습관으로 내 골반 진단하기 **20**
STEP 5 내 신체 치수 측정하기 **22**
STEP 6 골반 틀어짐의 원인, 생활 속 불량 자세 **24**
STEP 7 나쁜 자세 바로잡기 **30**
STEP 8 골반 교정 운동 후 이렇게 달라졌어요 **36**

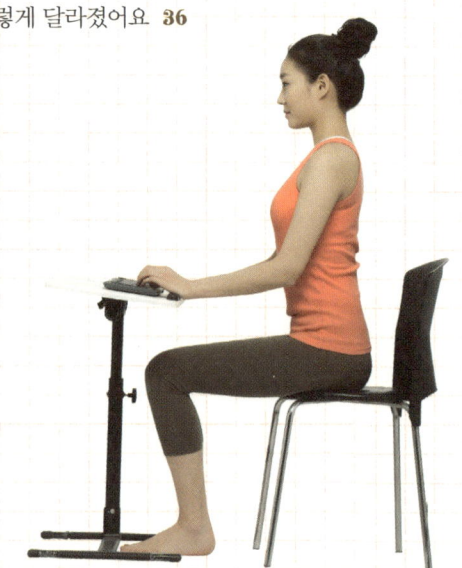

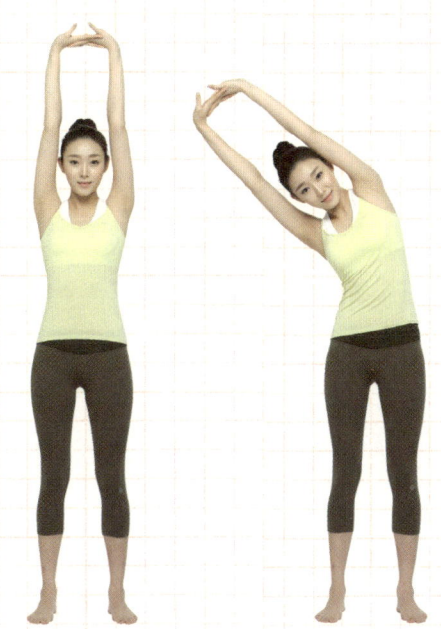

 PART 2

골반 교정 다이어트 30일 플랜

STEP 1 준비 운동 목 스트레칭 | 목 45도 스트레칭 | 흉근 스트레칭 | 앞쪽 척추 스트레칭 **44**
뒤쪽 척추 스트레칭 | 좌우 척추 스트레칭 | 앞뒤로 다리 벌려 ㄱ자 앉기
다리 구부려 스모 자세 | 무릎 구부려 몸통 돌리기 | 발목 돌리기

DAY 1 골반 풀어주기 다리 꼬아 상체 숙이기 | 발목 잡고 상체 숙이기 **54**

DAY 2 골반 풀어주기2 골반 돌리기 | 골반 그네 스윙 **56**

DAY 3 잘록한 허리 만들기 반쪽 하트 만들기 | 다리 꼰 오뚝이 **58**

DAY 4 잘록한 허리 만들기2 다리 꼰 오뚝이의 큰절 | 벽에 기대 골반 빼기 **60**

DAY 5 빽빽하게 굳은 고관절 풀어주기 누워서 다리 꼬아 당기기 | 한쪽 양반다리하고 상체 숙이기 **62**

DAY 6 뻣뻣한 허리 풀어주기 다리 꼰 오뚝이의 큰절 | 팔꿈치 고정하고 뒤돌아보기 **64**

DAY 7 골반·허벅지 라인 판판하게 펴주기 다리 벌려 무릎 90도 굽히기 | 비둘기 자세로 다리 당기기 **66**

DAY 8 허벅지·다리 라인 판판하게 펴주기 앉아서 활쏘기 | 다리 펴고 신발 끈 묶기 **68**

DAY 9 허벅지·다리 라인 판판하게 펴주기2 ㄱ자 허리 숙이기 | 한쪽 다리 접고 상체 숙이기 **70**

DAY 10 비틀어진 골반 교정하기 팔꿈치 고정하고 뒤돌아보기 | 누워서 다리 꼬아 당기기 **72**

DAY 11 비틀어진 골반 교정하기2 골반 비틀기 | 누워서 무릎 구부려 몸통 비틀기 **74**

DAY 12 골반 교정하고 밸런스 UP시키기 한쪽 다리씩 바깥쪽으로 돌리기 | 다리 꼬고 앉았다 일어나기 **76**

DAY 13 비틀어진 허리 교정하기 무릎 구부려 몸통 돌리기 | 강아지 꼬리 흔들기 **78**

DAY 14 비틀어진 고관절 교정 스트레칭 옆으로 누워 다리 들기 | 옆으로 누워 무릎 벌리기 **80**

DAY 15 비틀어진 고관절 교정 스트레칭2 무릎 구부리고 중심 이동하기 | 옆으로 다리 들기 **82**

DAY 16 벌어진 골반 조이기 누워서 무릎 벌려 마름모꼴 만들기 | 원 그려 다리 모으기 **84**

DAY 17 비틀어진 걸음걸이 교정하기 누워서 한쪽 다리 무릎 누르기 | 누워서 무릎 구부려 다리 펴기 **86**

DAY 18 다리 길이 비대칭 교정하기 골반 비틀기 | 한쪽 양반다리하고 상체 숙이기 **88**

DAY 19 아랫배 돌출 교정하기 골반 구르기 | 상체 들고 다리 들어 올리기 **90**

DAY 20 S라인 허리 만들기 고양이 허리 들기 | W자 다리 눕기 **92**

DAY 21 잘록한 옆구리, 허리 라인 만들기 측면 윗몸 일으키기 | 다리 꼰 오뚝이 **94**

DAY 22 판판한 복근 만들기 비둘기 자세로 다리 당기기 | 앉아서 활쏘기 **96**

DAY 23 판판한 복근 만들기2 팔과 다리 들기 | 누워서 무릎 구부려 몸통 비틀기 **98**

DAY 24 허벅지·다리 라인 탄력 더하기 누워서 학다리, 원 그리기 | 누워서 학다리, 허리 들고 원 그리기 **100**

DAY 25 허벅지·다리 라인 탄력 더하기2 팔 펴서 투명의자 앉기 | 투명 오토바이 **102**

DAY 26 부기 없애는 허벅지 풀어주기 다리 벌려 무릎 90도 굽히기 | W자 다리 눕기 **104**

DAY 27 애플 힙, 엉덩이 탄력 주기 개구리 자세 | 엎드려 양다리 동시에 들기 **106**

DAY 28 애플 힙, 엉덩이 탄력 주기2 전갈 꼬리 | 팔 펴서 투명의자 앉기 **108**

DAY 29 다리 톤 잡아주기 다리 벌려 무릎 90도 굽히기 | W자 다리 눕기 **110**

DAY 30 휜 다리, 전체적으로 곧게 펴주기 옆으로 다리 구부려 학다리 만들기 | 의자에 앉아 다리 펴서 원 그리기 **112**

COLUMN 매끈한 하체 라인을 위한 9가지 바른 생활 **114**

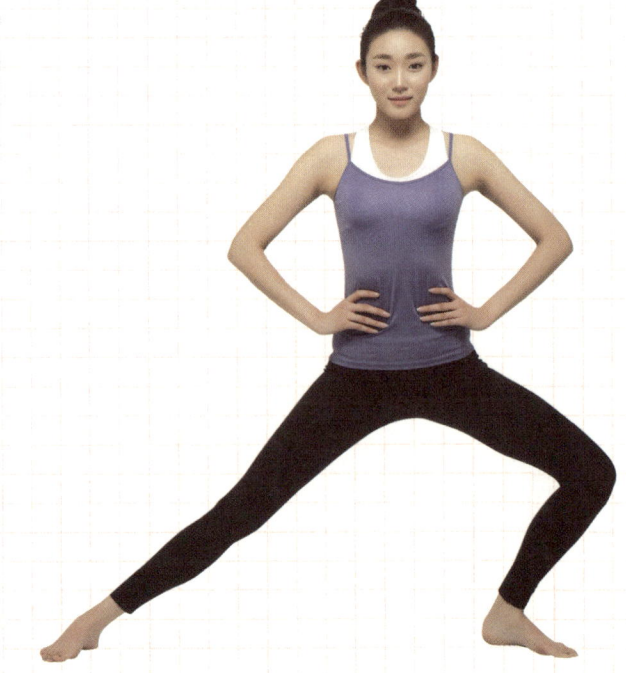

PART 3 통증 부위별 골반 교정 케어

- **STEP 1** 만성 요통 누워서 다리 꼬아 당기기/한쪽 양반다리하고 상체 숙이기 **118**
- **STEP 2** 생리통과 생리불순 다리 꼰 오뚝이의 큰절/골반 비틀기 **120**
- **STEP 3** 만성 변비 발목 잡고 상체 숙이기/골반 구르기 **122**
- **STEP 4** 다리 부종 ㄱ자 허리 숙이기/다리 펴고 신발 끈 묶기 **124**
- **STEP 5** 전신 피로 등 굴리기/다리 펴서 상체 숙이기/앞쪽 척추 스트레칭/
  뒤쪽 척추 스트레칭/좌우 척추 스트레칭 **126**
- **STEP 6** 매끈한 하체 라인 만드는 근막 마사지 발바닥 근막 마사지/복부 근막 마사지/
  엉덩이 근막 마사지/허벅지 근막 마사지/종아리 근막 마사지/정강이 근막 마사지/
  다리 다림질하기, 꽈배기 마사지 **132**
- **COLUMN** 하체비만에 대한 잘못된 상식 **140**

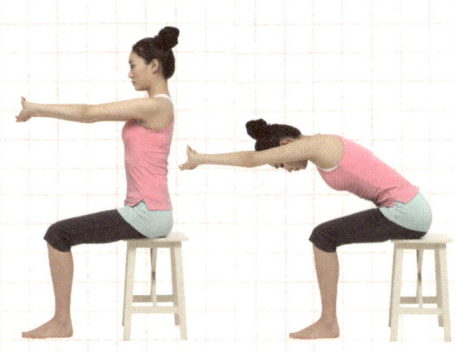

PART 4 생활 속 골반 교정 케어

- **STEP 1** 사무실 의자에 앉아서 척추 스트레칭/뒤쪽 척추 스트레칭/좌우 척추 스트레칭/
  앉아서 다리 꼬아 숙이기/팔꿈치 고정하고 뒤돌아보기/TA 스트레칭 **144**
- **STEP 2** 침대에서 골반 비틀기/학다리 잡아당기기/등 굴리기/W자 다리 눕기 **150**
- **STEP 3** 소파에 앉아서 다리 꼬아 상체 숙이기/발목 잡고 상체 숙이기/
  팔꿈치 고정하고 뒤돌아보기/발목 돌리기 **154**
- **STEP 4** 거실에서 한쪽 다리 접고 상체 숙이기/개구리 자세/옆으로 다리 구부려 학다리 만들기 **158**
- **STEP 5** 설거지할 때 투명 오토바이/한쪽 다리씩 바깥쪽으로 돌리기/
  무릎 구부려 스모 자세/큐보드 올라서기 **161**
- **STEP 6** 욕조에서 흉근 스트레칭/목 스트레칭 **165**
- **STEP 7** 산책할 때 다리 벌려 무릎 90도 굽히기/옆으로 다리 구부려 학다리 만들기/
  종아리 스트레칭 **167**
- **STEP 8** 계단을 오를 때 벽에 기대어 골반 빼기/종아리 파워 스트레칭 **170**
- **STEP 9** 운전할 때 목 스트레칭/흉근 스트레칭/팔꿈치 고정하고 뒤돌아보기/목 45도 스트레칭 **172**

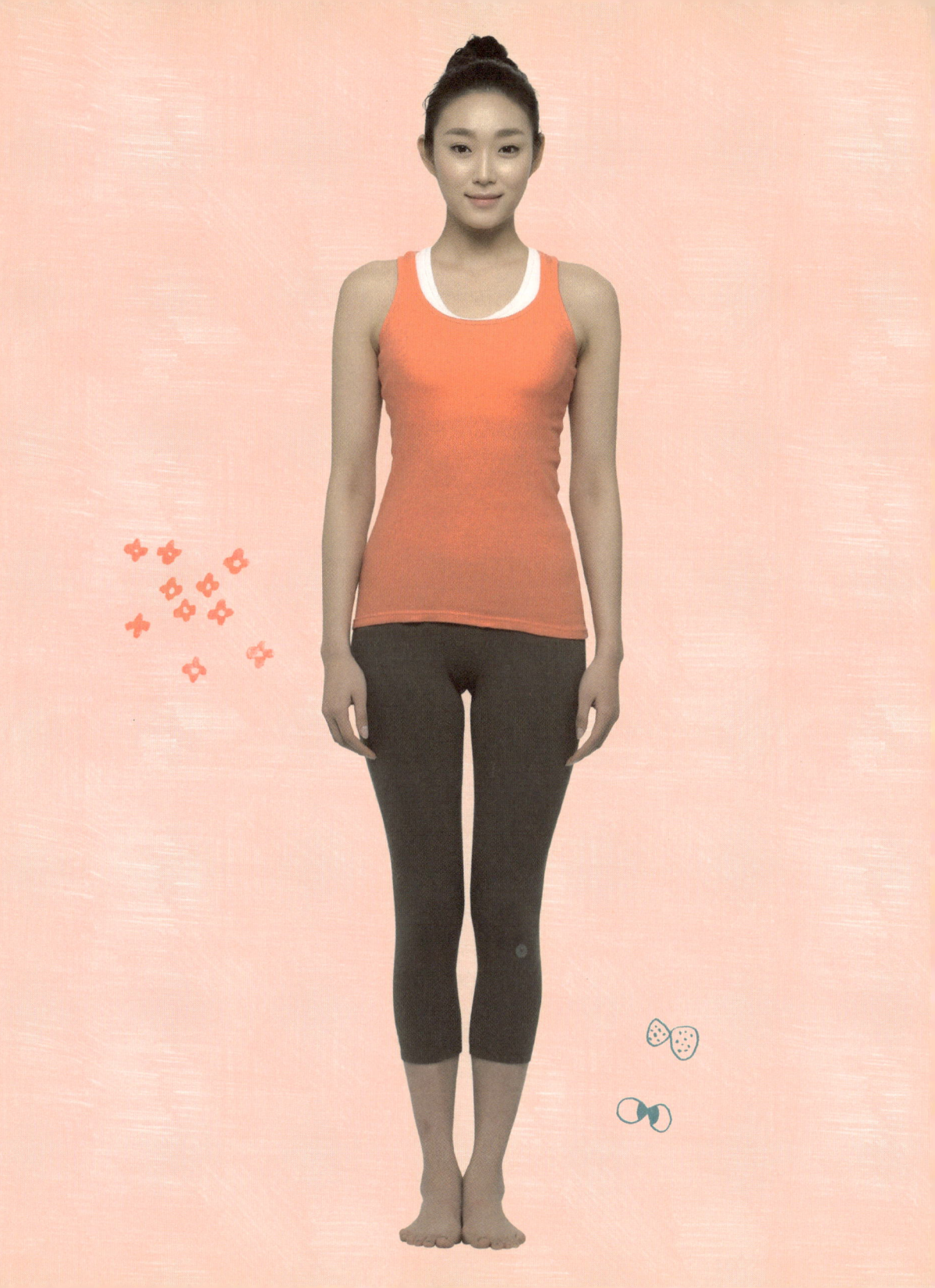

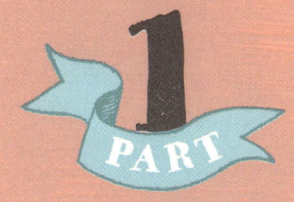

골반 바로 알기

왜 다이어트를 했는데도 상체만 살이 빠지고, 하체는 그대로일까?
엉덩이는 점점 볼륨 없이 축 처지고, 다리가 퉁퉁 부어오르고,
고관절이 툭 튀어나와 미니스커트를 입으면 볼품이 없다.
내 몸에 대해 정확하게 알아야 올바른 운동으로
살도 빼고 아름다운 몸도 가질 수 있다.

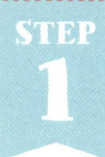

골반은 어떻게 생겼을까

골반은 척추와 다리뼈의 중간에 위치해 둘을 연결해준다. 몸의 균형을 유지하도록 돕고 상반신과 하반신이 움직일 수 있게 지렛대 역할을 한다. 또 내부에 중요 장기를 담고 있어 외부의 충격으로부터 보호해준다. 골반 뼈, 골반 근육, 엉덩이 근육에 대해 좀 더 알아보자.

균형 잡힌 골반

균형 잡힌 골반은 천골, 장골의 좌우 높낮이와 폭이 대칭을 이룬 상태를 말한다. 그러면 연결된 고관절이 튀어나오지 않아 엉덩이 라인이 예쁘다. 동시에 하체 순환이 원활하게 이루어져서 허벅지에 군살이 없고, 다리도 부기 증상 없이 매끈하다.

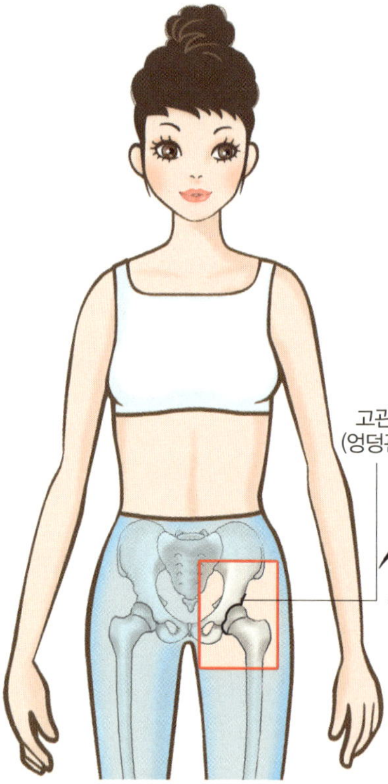

골반 뼈의 구조

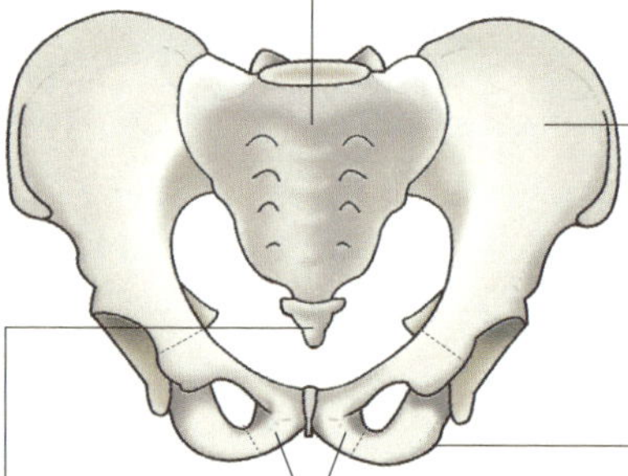

- 천골(엉치뼈)
- 장골(엉덩뼈)
- 고관절(엉덩관절)
- 좌골(궁둥뼈)
- 미골(꼬리뼈)
- 치골(두덩뼈)

- **고관절(엉덩관절)**: 골반과 다리가 연결된 부위. 다리를 꼬는 등 잘못된 자세 습관으로 골반이 틀어지면 고관절이 툭 튀어나온다.

비틀어진 골반

스마트 폰과 컴퓨터 문화가 완전히 자리 잡으면서, 현대인들은 나이와 상관없이 장시간 오래 앉아 있게 되었다. 자연히 엉덩이는 처지고 하체만 살이 찌는데, 그렇게 된 가장 큰 원인이 바로 틀어진 골반이다. 골반이 틀어지면, 좌우 엉덩이 근육의 균형이 깨진다. 즉, 오른쪽으로 골반이 틀어지면, 우측 골반이 뒤로 처진다. 이 경우 오른쪽 엉덩이 근육이 약해지고 다리도 짧아지는 체형 변형이 일어나게 된다. 골반이 반대로 틀어지면, 반대 현상이 일어난다. 한쪽 고관절이 툭 돌출되고, 엉덩이는 퍼지며 허벅지에는 군살이 붙는다. 동시에 연결된 척추도 휘어지면서, 좌우 허리 라인이 불균형해지며 어깨 라인까지 비틀어진다.

골반 근육의 구조

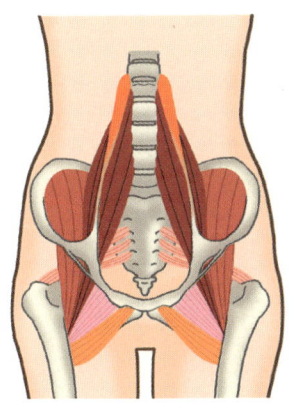 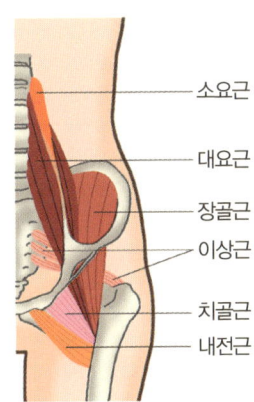

- 소요근
- 대요근
- 장골근
- 이상근
- 치골근
- 내전근

엉덩이 근육의 구조

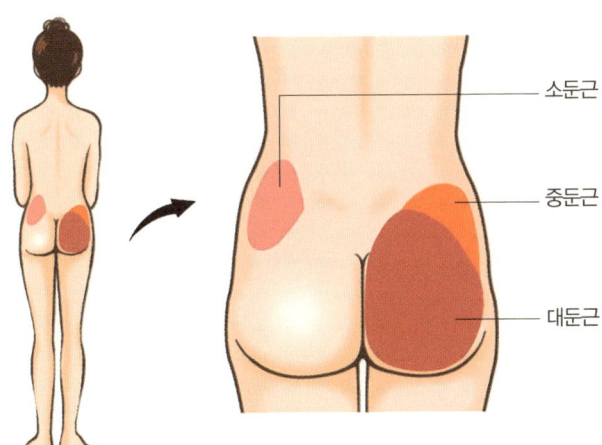

- 소둔근
- 중둔근
- 대둔근

STEP 2 골반 불균형과 하체비만, 왜 문제일까

우리 몸은 시계 톱니바퀴처럼 각각의 부속품들이 유기적으로 연결되어 있기 때문에 한 부분에 문제가 생기면 결국 온몸에 영향을 미친다. 즉, 골반 불균형으로 인한 하체비만 증상은 전신의 체형 관절에 영향을 미친다.

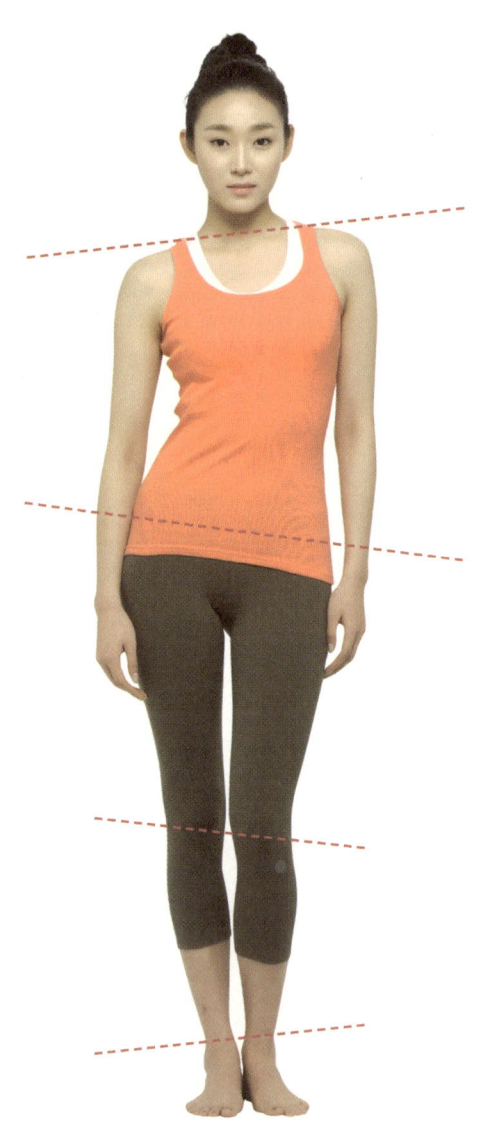

20대까지는 하체비만으로 인한 미용적인 측면에만 관심을 갖는데, 30~40대를 지나 50대가 되면 관절 약화로 인한 통증까지 걱정하게 된다. 50대 이상의 하체비만 여성은 체형의 불균형한 변형뿐만 아니라 대부분 무릎관절과 고관절 등 체중을 지탱하는 관절 부위마저 약해져서 관절염으로 고생한다. 그래서 상태가 더 악화되기 전에 반듯하게 교정을 해야 한다.

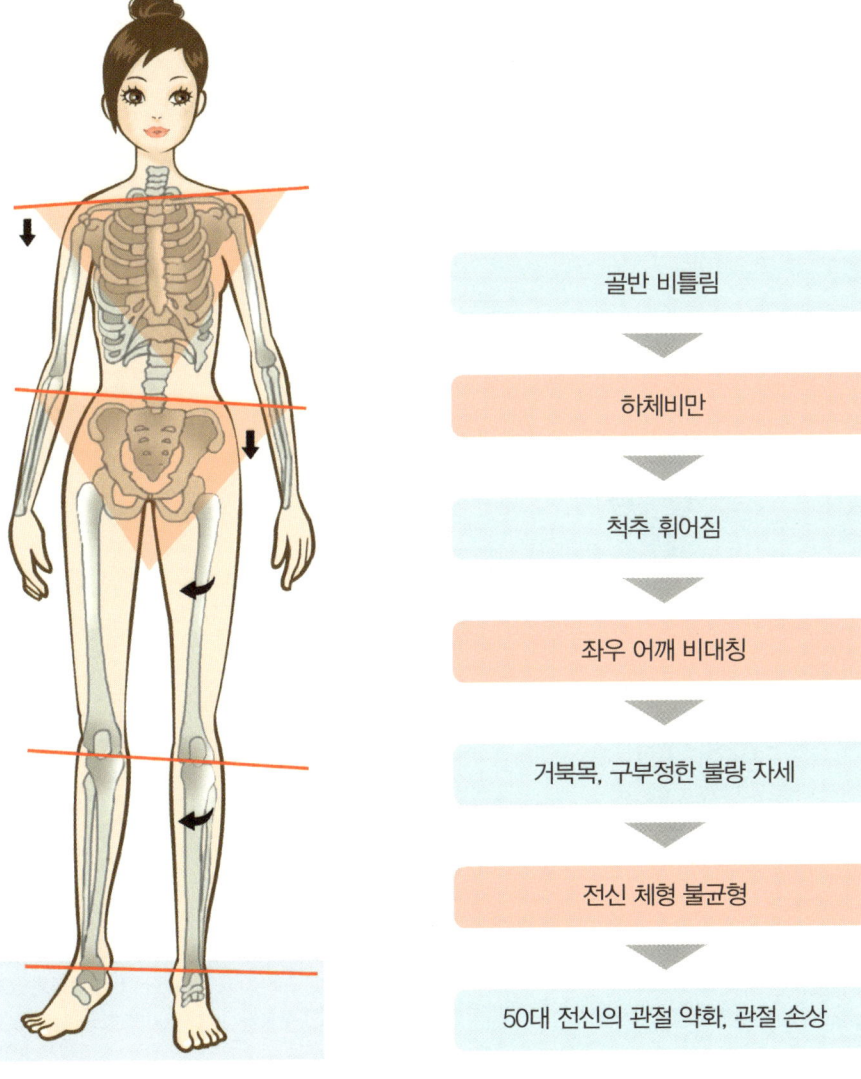

STEP 3 나의 골반 유형은

내 골반은 과연 정상일까? 다음은 다리, 엉덩이, 배 모양으로 살펴보는 골반 유형이다. 내 골반은 어떤 유형에 가까운지 알아보자.

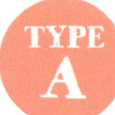

TYPE A ▶ 골반 뒤로 처짐

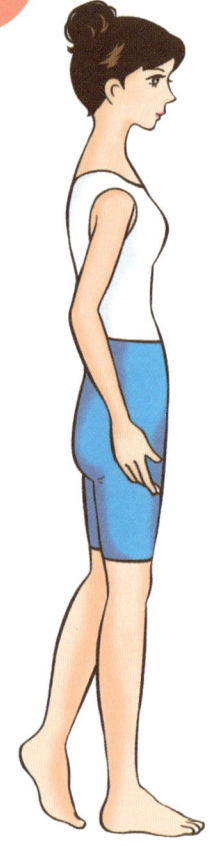

- ☐ 엉덩이가 처졌어요.
- ☐ 엉덩이가 납작해요.
- ☐ 엉덩이에 군살이 많아요.
- ☐ 엉덩이에 주름이 잡혀요.

TYPE B ▶ 골반 앞으로 기울어짐

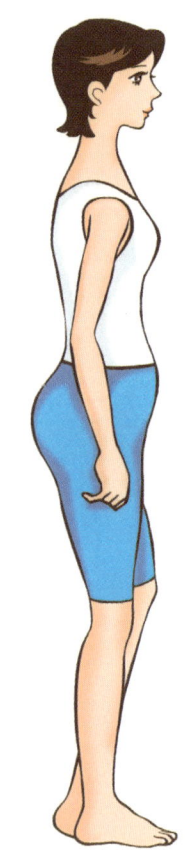

- ☐ 오리궁둥이예요.
- ☐ 아랫배가 많이 나왔어요.
- ☐ 허벅지에 군살이 많아 울퉁불퉁해요.
- ☐ 무릎이 아프고 발 모양도 달라진 듯해요.

옆에서 봤을 때 척추의 정상적인 곡선은 S자가 되어야 한다. 그래야 골반과 꼬리뼈가 조여지고 균형이 잡혀 탄력적인 엉덩이와 잘록한 허리 라인이 완성된다. 과도하게 앞으로 기울어진 허리와 골반을 갖고 있으면 오리궁둥이가 된다. 반대로 굴곡이 없는 일자 허리인 경우에는 골반이 뒤로 처지면서 엉덩이도 처진다.

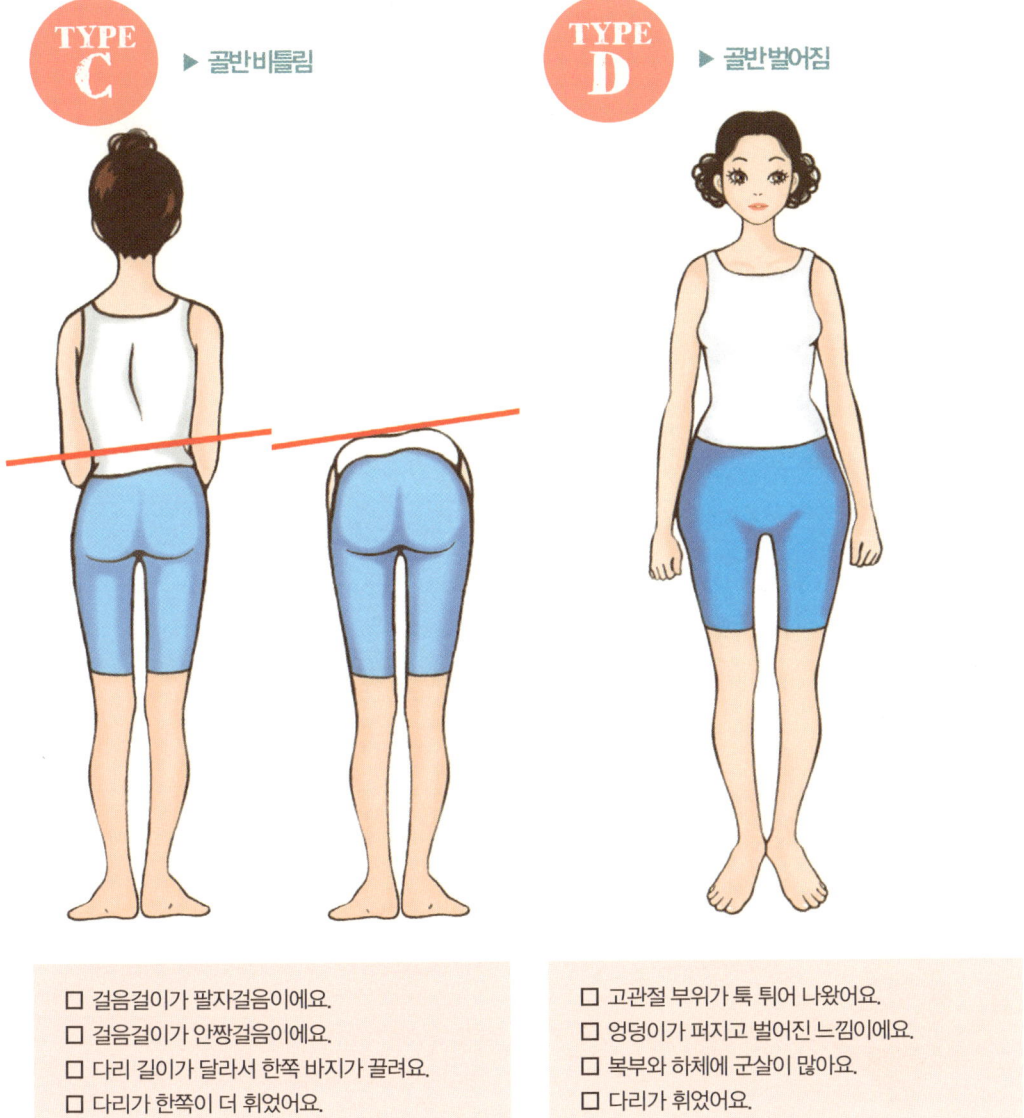

TYPE C ▶ 골반비틀림

- ☐ 걸음걸이가 팔자걸음이에요.
- ☐ 걸음걸이가 안짱걸음이에요.
- ☐ 다리 길이가 달라서 한쪽 바지가 끌려요.
- ☐ 다리가 한쪽이 더 휘었어요.

TYPE D ▶ 골반벌어짐

- ☐ 고관절 부위가 툭 튀어 나왔어요.
- ☐ 엉덩이가 퍼지고 벌어진 느낌이에요.
- ☐ 복부와 하체에 군살이 많아요.
- ☐ 다리가 휘었어요.

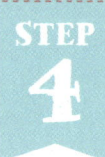

STEP 4 생활습관으로 내 골반 진단하기

평소에 소화가 잘 안 되거나 변비가 심하고, 다리가 잘 붓는다면 골반에 뭔가 문제가 있는 건 아닐까 하고 의심해봐야 한다. 다음 내용을 읽어보면서 배, 허리, 다리, 엉덩이 등 부위별로 증상을 체크해보면, 골반의 상태를 어느 정도 가늠해볼 수 있다.

다음 증상 중 '예'라는 답이 20개(약 50%) 이상이면 골반 틀어짐을 의심해야 한다. 25~30개(약 60~70%) 이상이면 틀어진 골반으로 건강에 해를 끼치는 수준이다. 35개(약 80%) 이상이면, 상담이 필요하다.

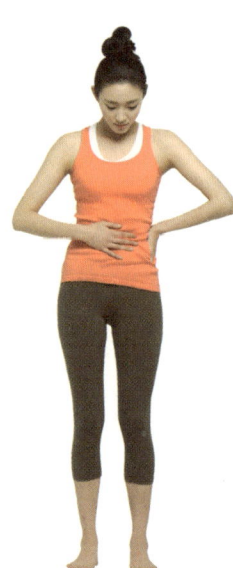

배, 허리 증상	
1 아랫배만 유독 볼록 앞으로 튀어나왔어요.	☐
2 뱃살이 안 빠져요.	☐
3 뱃속이 차가운 느낌이에요.	☐
4 소화가 안 돼요.	☐
5 변비가 심해요.	☐
6 생리가 심해요.	☐
7 생리주기가 불규칙해요.	☐
8 임신이 안 되네요. 불임일까요?	☐
9 출산 후 뱃살이 처지고 흐물거려요.	☐
10 옆구리 뱃살(Love Handle)이 툭 튀어나와 안 빠지네요.	☐
11 서서 보면 배꼽 위치가 틀어져 있어요. 가운데가 아니에요.	☐
12 허리 라인이 비대칭이에요. 한쪽은 푹 들어가고 한쪽은 일자허리예요.	☐
13 허리를 숙이고 만져보면 한쪽만 튀어나왔어요.	☐

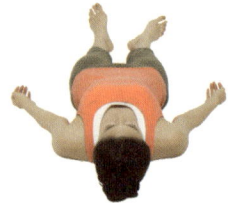

다리, 허벅지 증상	
14 하체비만이에요. 운동을 해도 하체는 살이 안 빠져요.	☐
15 다리 부기가 심해요. 저녁이면 다리가 퉁퉁 부어요.	☐
16 누우면 다리가 180도로 젖혀지거나 한쪽이 더 자빠져요.	☐
17 팔자걸음이에요(또는 안짱걸음이에요).	☐

18 좌우 다리 길이가 달라 바지가 한쪽만 땅에 끌려요.	☐
19 앉아 있을 때, 누워서 무릎을 구부릴 때 무릎 높낮이가 달라요.	☐
20 S형으로 척추가 휘어졌어요.	☐
21 허벅지 좌우 굵기가 달라요.	☐
22 허벅지와 골반의 경계선이 앞으로 툭 튀어나왔어요.	☐
23 바지나 치마를 입으면 허벅지 경계선에 주름이 많이 잡혀요.	☐
24 허벅지 사이가 O형으로 벌어져 있어요.	☐
25 허벅지 근육이 탄력 없이 흐물거려요, 처져 있어요.	☐
26 걸을 때 바짓단이 한쪽만 돌아가요.	☐

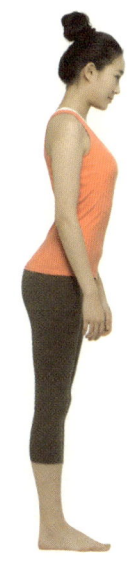

엉덩이, 골반 증상

27 엉덩이가 처졌어요.	☐
28 고관절이 툭 튀어나왔어요.	☐
29 바지나 치마를 골반 사이즈에 맞춰 구입해요(고관절 돌출).	☐
30 엉덩이가 커요. 골반이 벌어진 것 같아요.	☐
31 오리궁둥이에요.	☐
32 앉아 있으면 엉덩이 아래가 닿는 느낌이 달라요. 한쪽이 더 닿아요.	☐
33 누워 있을 때 골반 때문에 불편해요.	☐
34 치마가 돌아가요, 골반이 비틀어진 느낌이에요.	☐

근골격계 통증

35 목, 등, 허리가 항상 뻐근해요.	☐
36 아파서 오래 못 걸어요, 못 뛰어요.	☐
37 엉덩이가 배겨서 오래 앉지를 못해요.	☐
38 고관절이 아파요.	☐
39 무릎이 아파요.	☐
40 양반다리를 아파서 못해요.	☐
41 다리에 쥐가 자주 나요.	☐
42 발목이 한쪽만 자꾸 삐어요.	☐
43 좌골신경통이에요.	☐

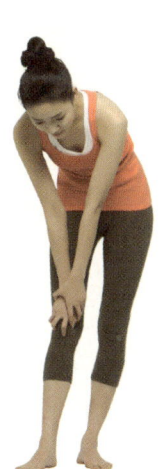

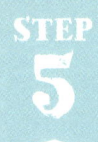

STEP 5 내 신체 치수 측정하기

변화되는 자신의 모습을 제대로 알아야 운동을 계속할 흥미가 생긴다. 비틀어진 관절이 어떻게 바로잡히고 있는지, 통통한 하체는 어떻게 달라졌는지 운동 전 상태를 정확하게 측정한다.

사진으로 골반 상태 체크하기

힘을 빼고 자연스럽게, 편안하게 서 있는 옆모습, 앞모습, 뒷모습을 촬영한다. 뱃살과 엉덩이가 잘 보이는 옷을 입는다. 호흡은 자연스럽게 내쉰다. 지나치게 숨을 들이마시거나, 내쉬거나 하지 않는다. 격자무늬 배경 사진으로 촬영하면 하체비만과 동시에 좌우 비틀어진 골반의 상태를 확인하기 쉽다.

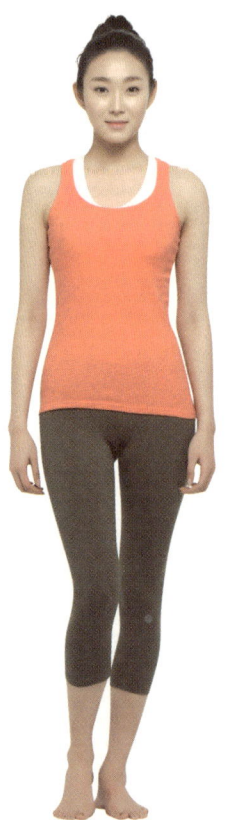

하체비만 확인법

하체비만인지 아닌지 확인하기 위해 허리, 엉덩이, 허벅지, 종아리 둘레를 각각 측정해서 카프만 지수로 환산해보는 방법이 있다.

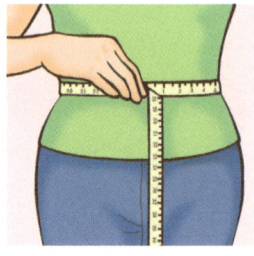

허리둘레
허리에서 가장 좁은 부위 둘레를 측정한다

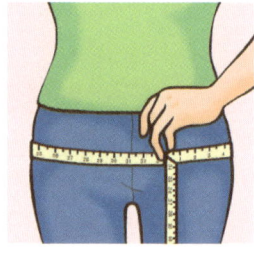

엉덩이 둘레
엉덩이에서 가장 넓은 부위 둘레를 측정한다.

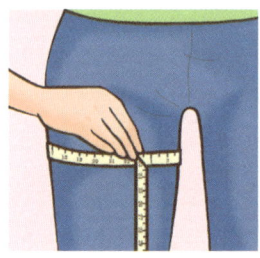

허벅지 둘레
허벅지 부위에서 가장 넓은 부위 둘레를 측정한다.

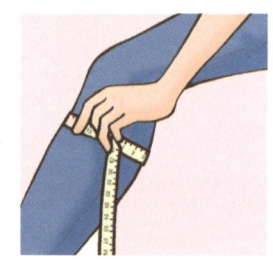

종아리 둘레
종아리 부위에서 가장 넓은 부위 둘레를 측정한다.

카프만 지수(Waist-Hip Ratio: WHR) 계산해보기

카프만 지수란 허리 둘레와 엉덩이 둘레 비율로 체지방이 어느 쪽에 많은지 측정하는 방법이다.

$$WHR = 허리\ 둘레(Waist) / 엉덩이\ 둘레(Hip) \times 100$$

- 지수가 클수록 상체비만 또는 사과형 비만이다.
- 지수가 작을수록 하체비만 또는 배형 비만이다.
- 상체비만은 성인병에 걸릴 확률이 높다.
- 정상 범위는 남자의 경우 0.86~0.99이고, 여자는 0.76~0.89이다.

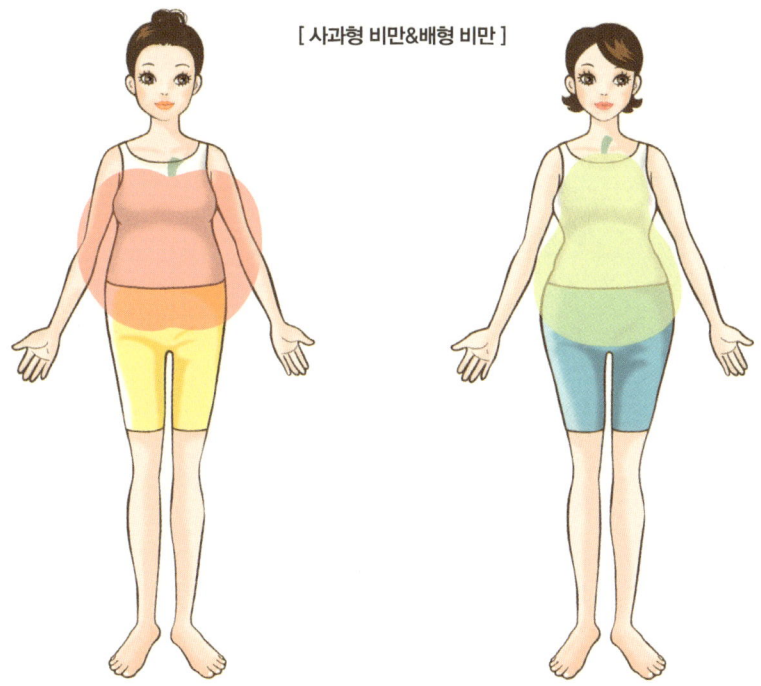

[사과형 비만 & 배형 비만]

나의 신체 둘레 목표 정하기

	현재 치수	목표 치수
고관절 둘레		
엉덩이 둘레		
허벅지 둘레		
종아리 둘레		
체중/체질량지수(BMI)		

STEP 6 골반 틀어짐의 원인, 생활 속 불량 자세

평상시 무심코 하는 불량 자세를 주의 깊게 살펴보고, 건강과 아름다운 체형을 위해 적극적으로 고쳐보자.

앉아 있을 때

구부정하게 앉는 자세는 척추를 휘게 만들며, 각각의 구부러진 부위에는 과도한 체중이 쏠리게 된다. 다리 꼬고 앉는 자세는 골반 틀어짐과 좌우 높낮이 차이를 만드는 결정적인 원인으로 심각한 경우 척추가 S자형으로 휘어지는 척추측만증 증상까지 초래한다. 양반다리나 W다리로 앉는 것도 나쁘다. 양반다리로 앉아 있으면 무릎관절이 비틀리면서 휜 다리 또는 O다리의 원인이 된다. W다리로 앉기는 X다리의 원인이 된다.

다리 꼬고 앉기

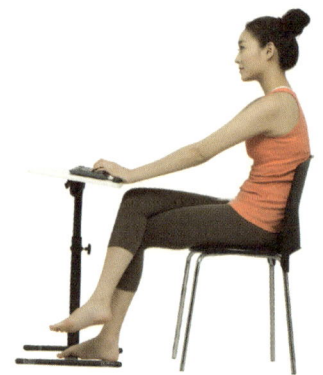

삐딱하게 의자에 기대어 앉기

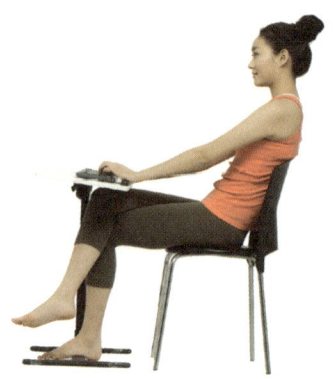

앞으로 엉덩이 쭉 빼고 앉기

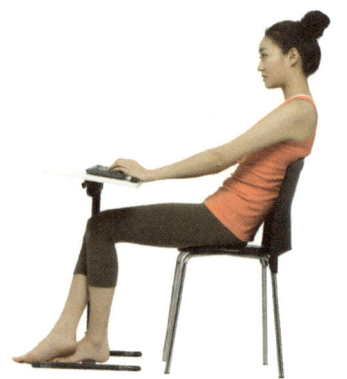

다리 한쪽 의자에 올리고 앉기

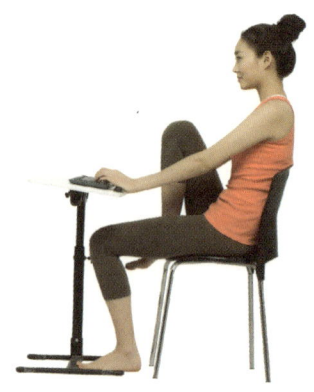

양반다리, 안짱다리로 앉기

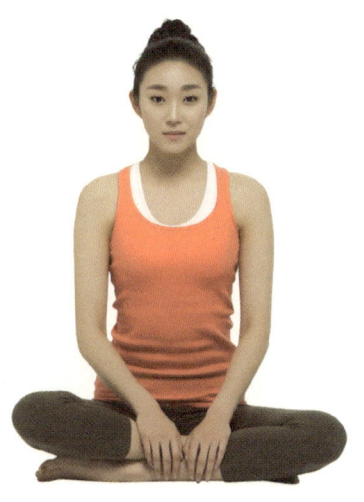 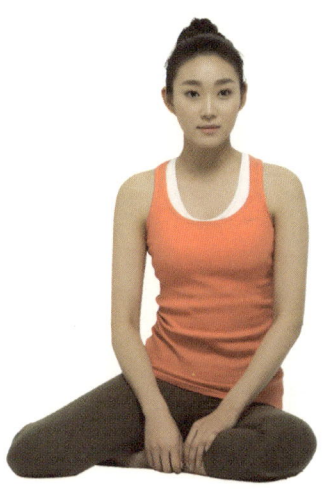

컴퓨터, 스마트폰 할 때 목을 앞으로 쭉 빼고 구부정하게 들여다보기

W자로 앉기

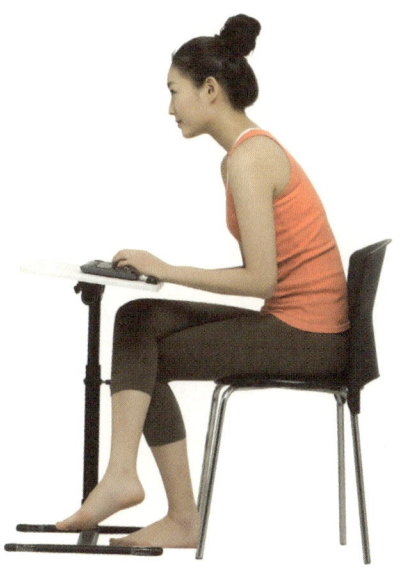 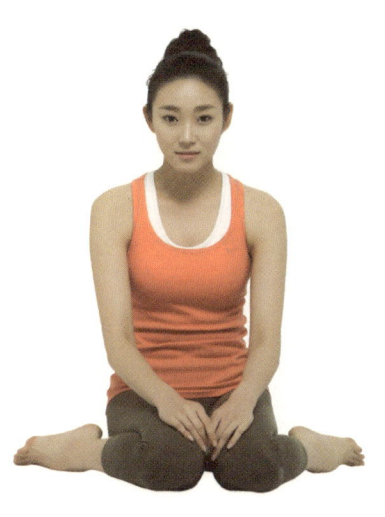

서 있을 때

짝다리나 기대기는 금물이다. 짝다리 습관은 좌우 다리 길이를 달라지게 하고, 걸음걸이도 보기 흉하게 만든다. 짝다리로 서 있으면 체중이 실리는 다리 쪽 골반이 올라가고 반대편은 더 주저앉는다. 그러면 한쪽 바지만 땅에 끌리거나, 신발이 한쪽만 심하게 닳는 현상이 생긴다. 나이가 들면 무릎관절의 연골에도 문제가 생기면서 한쪽만 관절염이 심해진다.

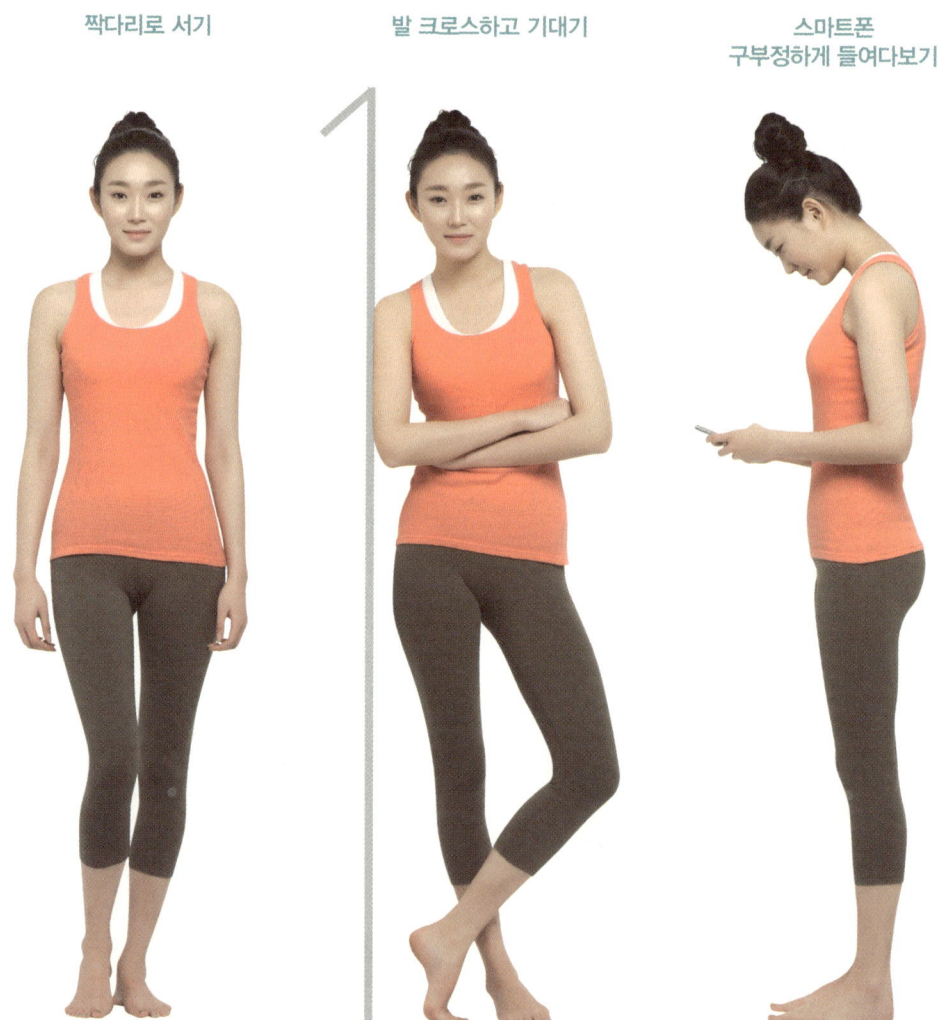

짝다리로 서기   발 크로스하고 기대기   스마트폰 구부정하게 들여다보기

누워 있을 때

똑바로 누워 있지 않고, 엎드리거나 옆으로 눕는 자세는 좋지 않다. 또한 누워서 발을 크로스하는 것도 나쁘다. 골반이 어긋나지 않게 바르게 눕고 양팔은 손바닥이 하늘을 향하게 해서 편안하게 내려놓고, 양쪽 다리는 자연스럽게 벌린 상태가 좋다.

엎드려 눕기

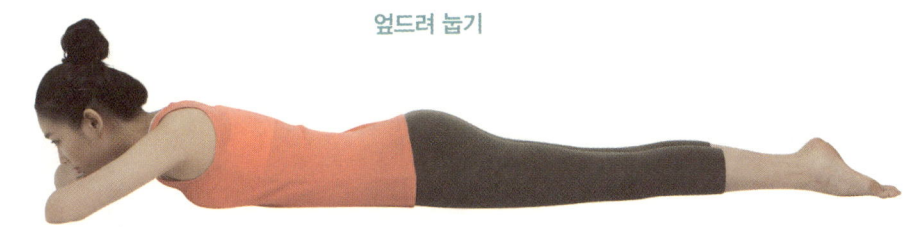

옆으로 눕기

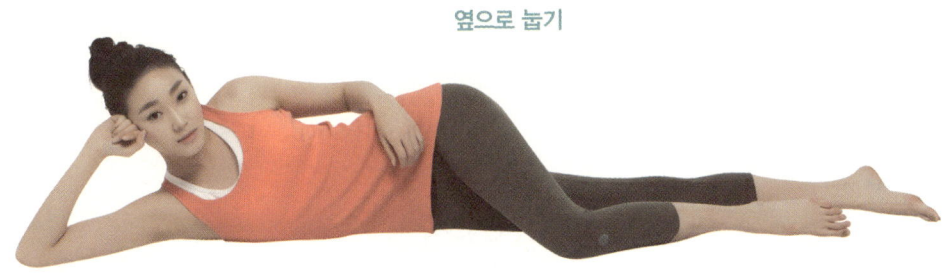

발 크로스해서 눕기

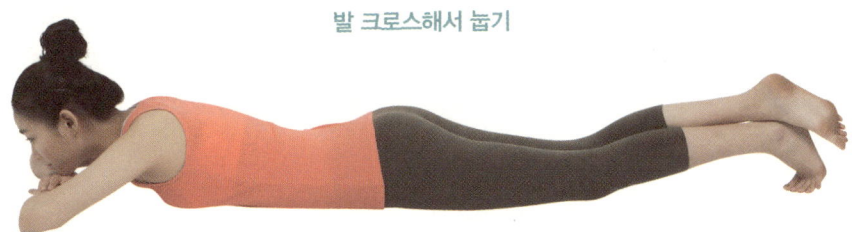

걸을 때

발을 땅에 디딜 때는 그 충격이 무릎, 고관절, 척추, 턱 관절, 두개골로 고스란히 전해진다. 따라서 최대한 충격을 줄이는 바른 자세로 걸어야 한다. 가방을 멨다면 가끔씩 반대쪽 손으로 자주 들어준다. 그래야 척추와 어깨가 비틀어지는 것을 예방할 수 있다. 예를 들면, 평상시 오른쪽 어깨에 가방을 멨다면 왼쪽 손으로 바꿔서 들어주는 것이다.

팔자걸음/안짱걸음

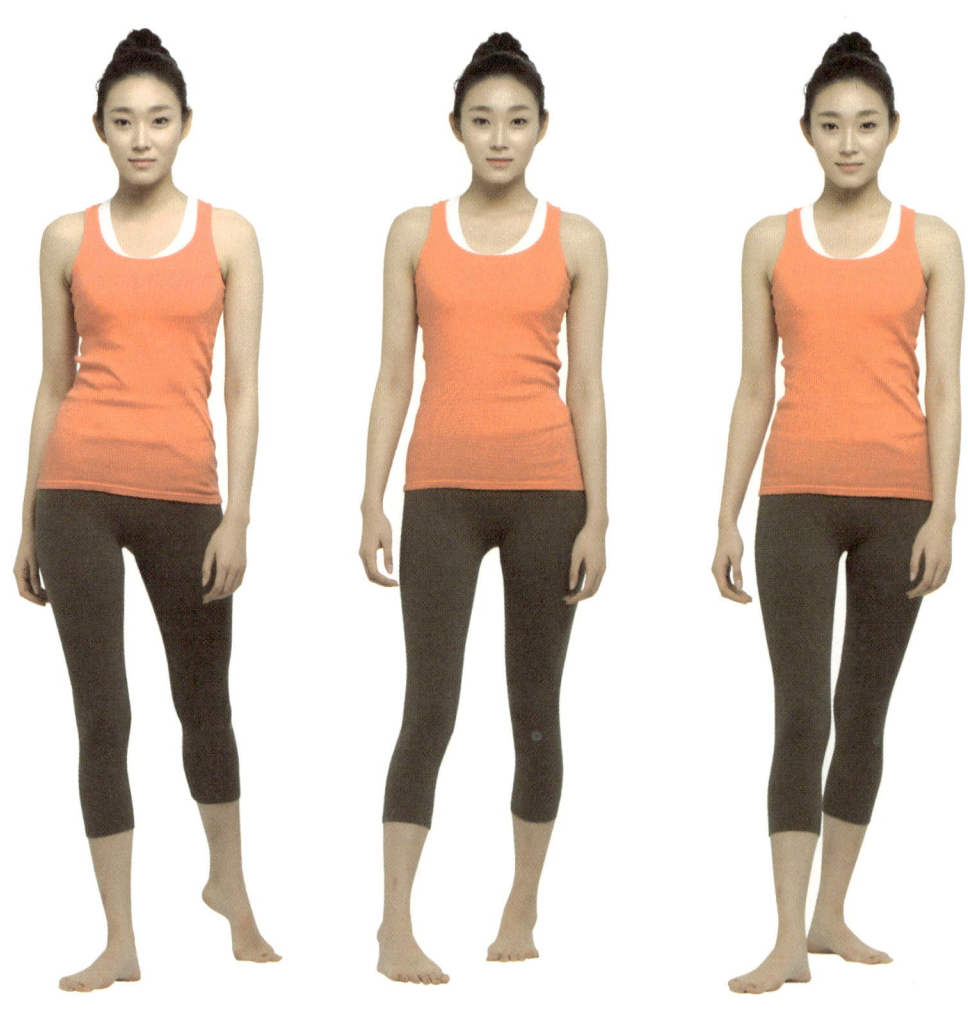

고개 숙이고 땅 보고 걷기

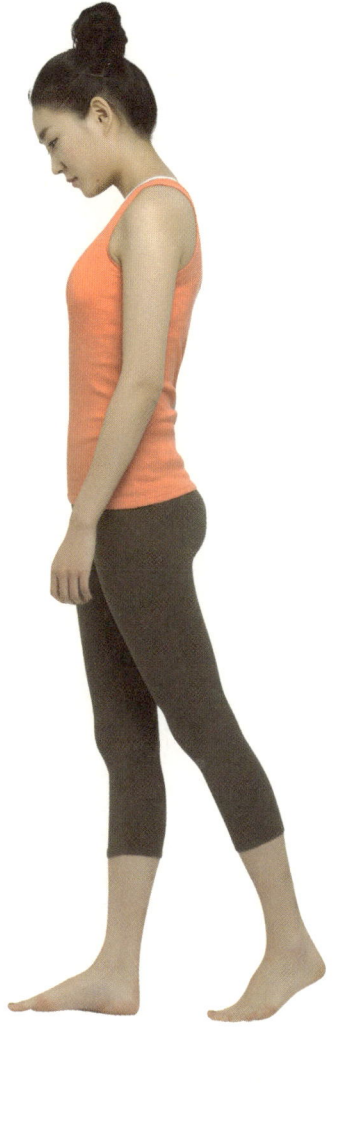

최악의 자세
하이힐 신고 무거운 가방을 한쪽 어깨에 메고
스마트폰은 귀에 대고 걸어가기

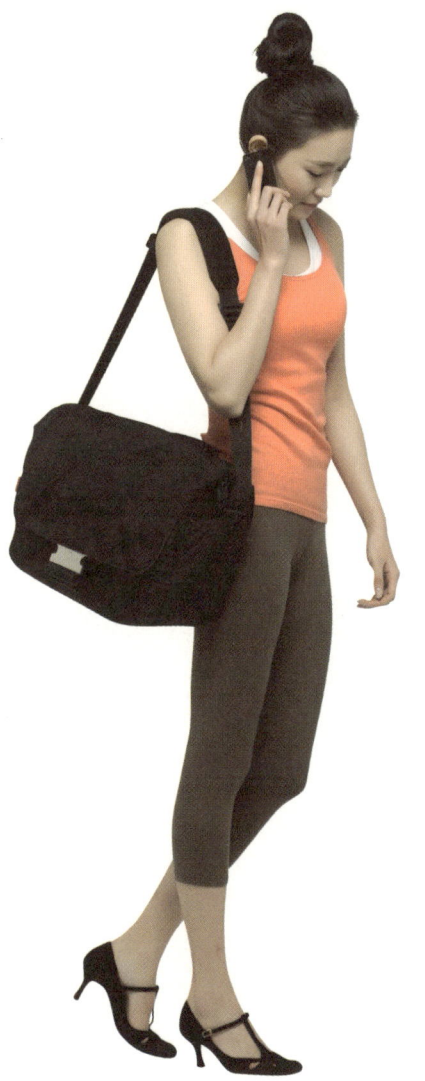

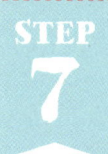

STEP 7 나쁜 자세 바로잡기

스튜어디스나 아나운서처럼 반듯하고 호감 가는 체형은 결코 하루아침에 갖게 되는 것이 아니다. 바른 자세를 유지하려고 노력하는 것에서부터 시작하자.

의자에 앉을 때 바른 자세

고관절과 어깨선, 귀선이 일직선이 되게 앉는다. 그래야 척추에 체중이 과도하게 실리지 않는다. 또한 반듯하게 앉으면 탄력 있는 엉덩이와 반듯하게 펴진 등 라인을 가질 수 있다.

등 똑바로 펴고 앉기

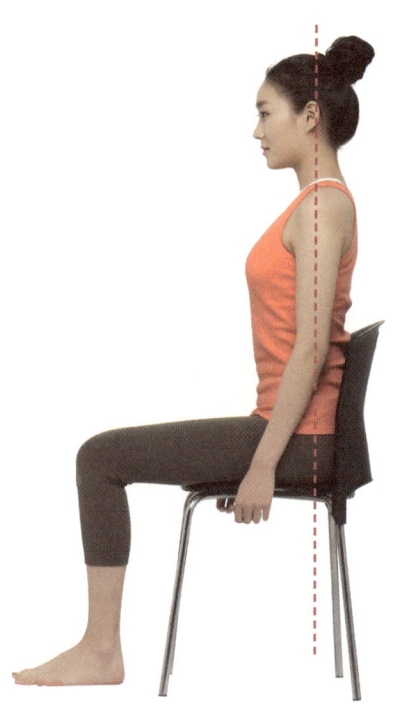

다리 꼬지 않기

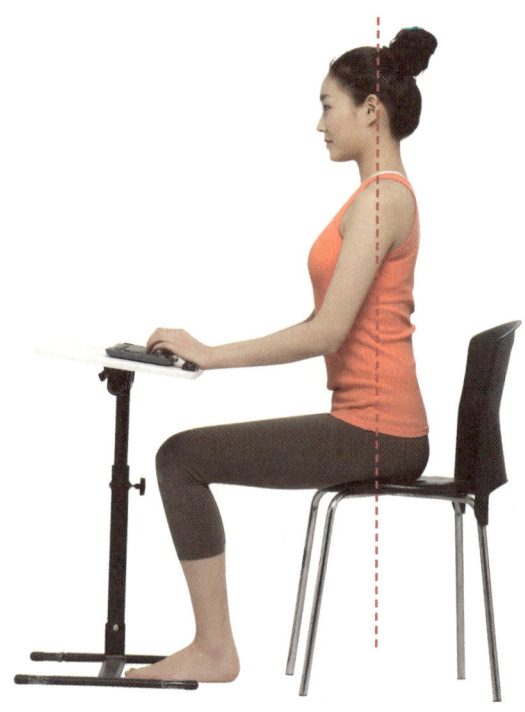

바닥에 앉을 때 바른 자세

바닥에 오래 앉아 있을 경우에는 가급적 다리를 펴주는 것이 좋다. 무릎관절을 편 상태로 앉아 있으면 골반과 고관절에 무리가 가지 않기 때문이다. 되도록이면 방석을 깔고 앉기를 권한다. 장시간 앉아 있을 경우에는 30분에 한 번씩 일어나서 움직인다.

무릎 펴고 앉기

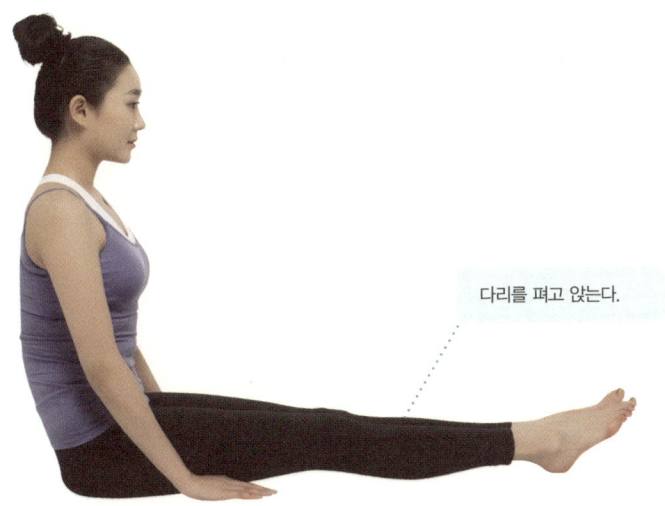

다리를 펴고 앉는다.

허리 구부리지 않기

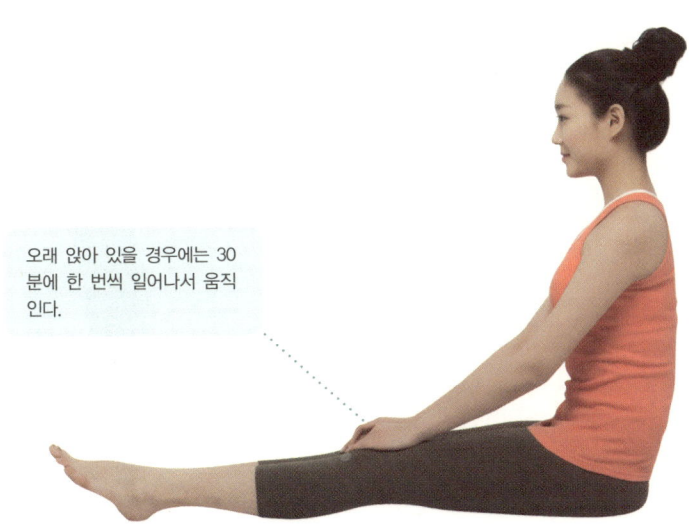

오래 앉아 있을 경우에는 30분에 한 번씩 일어나서 움직인다.

서 있을 때 바른 자세

다리를 모으고 두 손은 허벅지 바깥쪽에 붙인다. 배는 끌어올리며 척추를 바르게 세우고 어깨를 뒤쪽으로 당긴다. 엉덩이는 뒤로 너무 튀어나오지 않게 하고 선다.

구부정하게 서지 않기

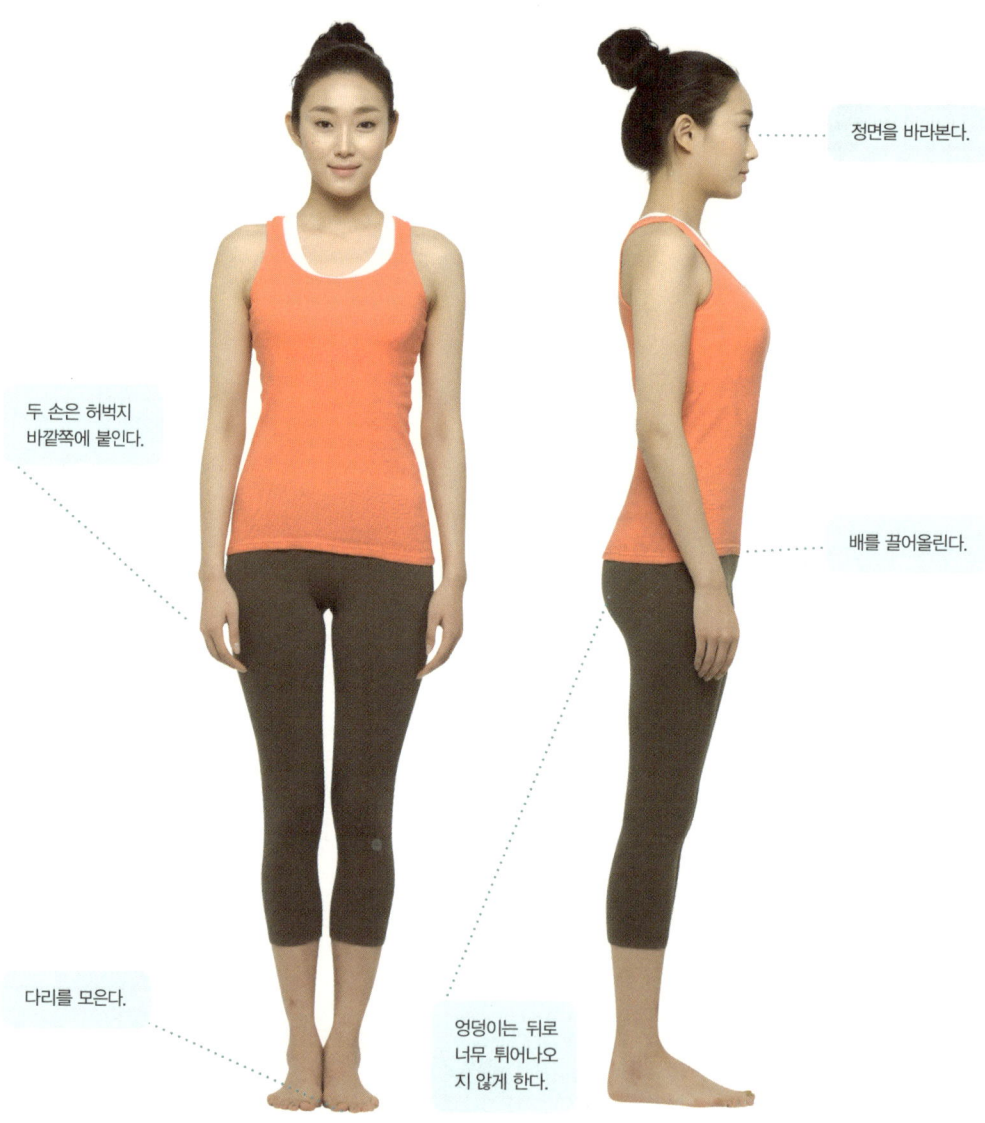

- 두 손은 허벅지 바깥쪽에 붙인다.
- 다리를 모은다.
- 정면을 바라본다.
- 배를 끌어올린다.
- 엉덩이는 뒤로 너무 튀어나오지 않게 한다.

걸을 때 바른 자세

정면을 응시하고 되도록 양발이 11자가 되도록 하며 어깨는 항상 힘을 빼고 가볍게 걷는다. 무게중심을 앞으로 놓고 박차고 걷는다. 발뒤꿈치부터 롤링하듯이 발을 딛는다.

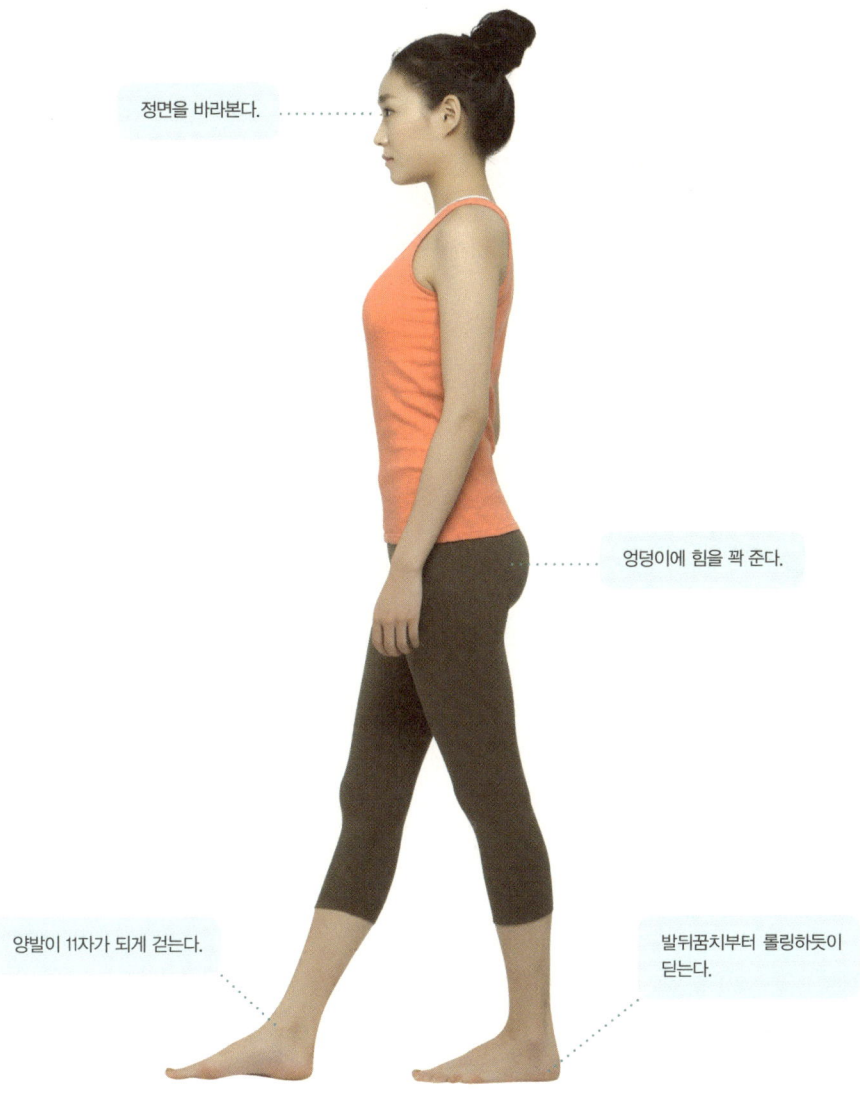

일직선으로 걷기

정면을 바라본다.

엉덩이에 힘을 꽉 준다.

양발이 11자가 되게 걷는다.

발뒤꿈치부터 롤링하듯이 딛는다.

잠잘 때 바른 자세

골반이 어긋나지 않게 바르게 눕고, 양팔은 손바닥이 하늘을 향하게 내려놓는다. 양쪽 다리는 자연스럽게 벌린 상태가 좋다. 이 상태를 '중립자세'라고 하는데, 신체에 가장 부담이 없는 상태이다.

중립자세로 눕기

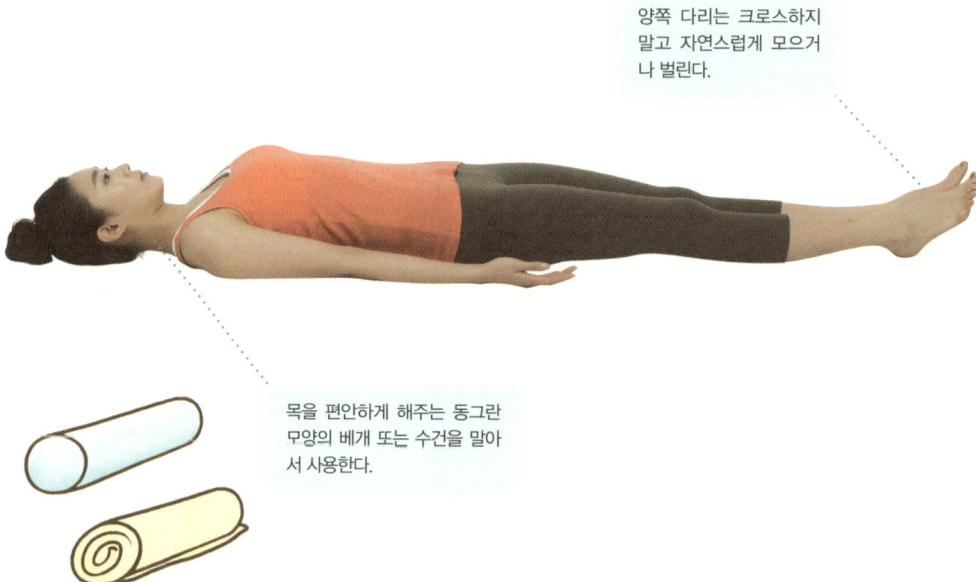

양쪽 다리는 크로스하지 말고 자연스럽게 모으거나 벌린다.

목을 편안하게 해주는 동그란 모양의 베개 또는 수건을 말아서 사용한다.

턱 바른 자세

턱을 아래로 향하는 구부정한 자세가 모든 나쁜 자세의 기본 원인이므로 각별히 주의해야 한다. 또한 연결된 경추(목)를 일자 목으로 변형시켜 만성적인 목과 어깨통증을 일으키기도 한다.

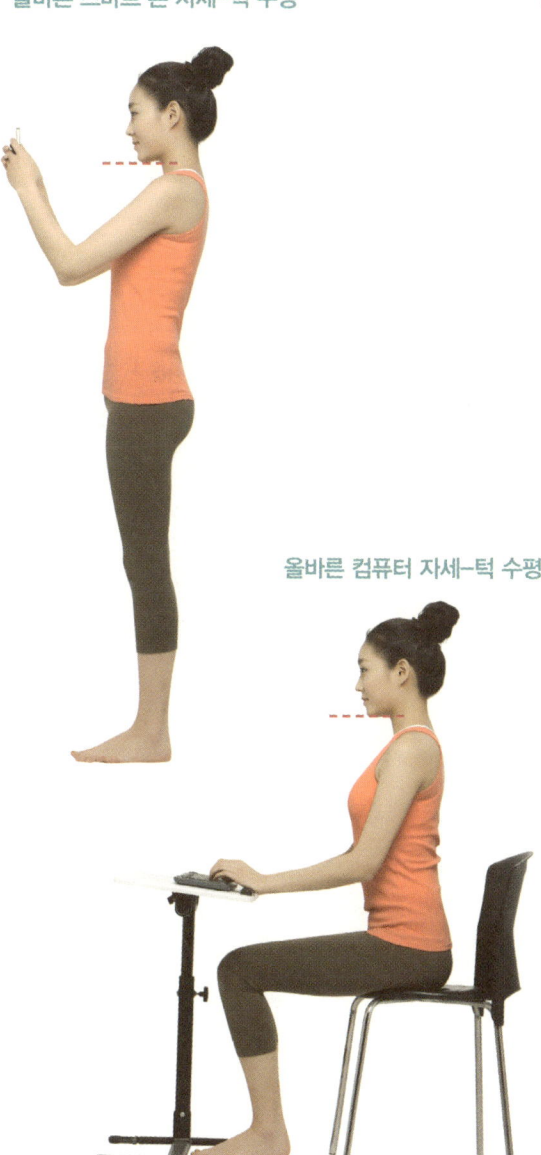

올바른 스마트 폰 자세-턱 수평

올바른 컴퓨터 자세-턱 수평

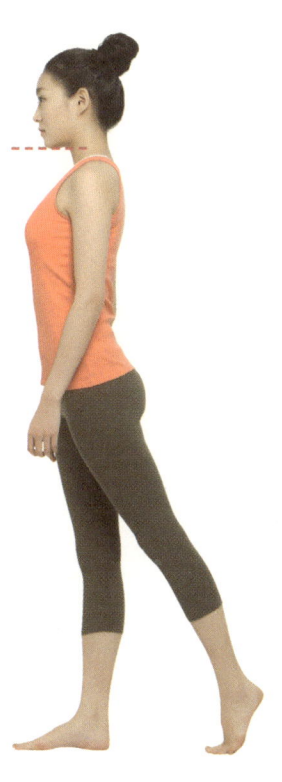

올바른 보행 자세-정면 응시

STEP 8 골반 교정 운동 후 이렇게 달라졌어요

비틀어진 골반, 툭 튀어나온 척추, 확연하게 차이 나는 다리 길이 등으로 수년간 고생해온 사람들이 많다. 힘들지만 꾸준히 골반 교정 운동을 한 사람들의 변화된 과정을 보면서 도전할 용기를 가져보자. *체험자의 이름은 가명을 사용했습니다.

CASE 1 툭 튀어나온 배가 들어갔어요
손화성(25세)

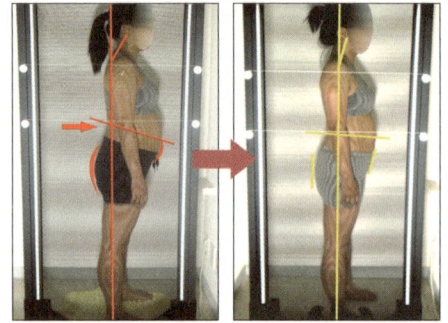

교정 전 　　 교정 후

친구와 항상 같은 양의 밥을 먹는데, 친구가 왜 너만 배가 나오느냐고 물어보곤 했습니다. 그러고 보니 내 습관 중 하나가 배 내밀기였어요. 뒤늦게 안 사실이었지만, 골반이 앞으로 튀어나와서 배가 나오고 뒤쪽 허리는 쏙 들어간 거였더군요. 중학교 때는 친구들이 나처럼 생긴 옆 S라인은 처음 본다며 부러워했지만, 사실은 병이었던 셈이죠. 척추와 허리가 좋지 않아 오래 서 있거나 같은 자세로 있으면, 다른 사람들에 비해 유난히 힘이 들고 아팠습니다. 골반 교정 운동을 알고 나서는 일단 몹쓸 배 내밀기 습관은 사라졌습니다. 점차 골반도 제자리를 찾아 신경 쓰고 자세를 교정하지 않아도 평소보다 훨씬 바른 자세를 유지하게 되었습니다. 척추와 허리도 좋아져 이제는 통증을 호소하는 경우가 거의 없습니다. 자다가 왼쪽 발에 쥐가 나서 뒹굴뒹굴 구르며 아파하던 일도 옛이야기가 되었습니다. 다리 휨 정도도 많이 좋아졌고, 무엇보다 이상한 S라인과 복부 돌출이 없어진 것이 너무 만족스럽습니다.

| CASE 2 | 이제 오래 앉아 있어도 머리가 안 아파요 | 이희진(25세) |

어렸을 때부터 자세가 좋지 않다는 소리를 많이 들었어요. 고등학교에 들어간 이후에는 더욱더 의자에 나쁜 자세로 오래 앉아 있게 되었죠. 또 심한 팔자걸음으로 척추가 휘어질대로 휘어져 있었어요. 옷을 벗어보면 골반이 틀어져 있다는 것을 확연히 느낄 수 있었죠. 골반 교정 상담을 받아보고, 척추뿐만 아니라 몸이 전체적으로 불균형하다는 것을 알게 되었습니다. 처음에 운동할 때는 너무 힘들었지만 차차 몸이 적응되어 이제는 운동

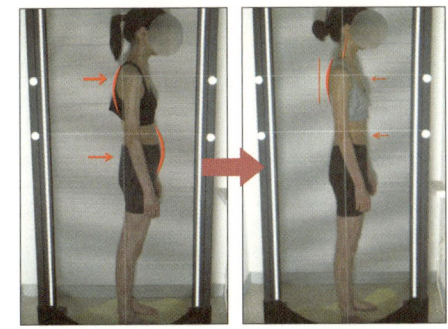

교정 전 교정 후

이 생활화되었고, 서 있을 때나 앉아 있을 때 자세가 좋아졌다는 얘기도 자주 들어요. 예전에는 오래 앉아 있으면 머리까지 아팠는데 이제는 아프지 않아요. 매일 운동하는 게 힘들었지만, 점점 좋아지는 모습을 보면서 스스로 동기부여하며 꾸준히 운동했어요. 앞으로 열심히 운동해서 훨씬 더 나아지고 싶어요.

| CASE 3 | 청바지 허리 사이즈가 2인치 줄었어요 | 박은영(28세) |

"언니는 골반이 못생겼으니까, 바지는 입지 말고 치마를 입는 게 좋겠어!" 지나가는 말로 이야기한 동생의 말에 얼마나 가슴이 아팠는지 모릅니다. 친동생도 이렇게 이야기하는데 타인의 눈에는 오죽할까 하는 생각이 들었습니다. 제가 제 골반을 봐도 이상했거든요. 골반 때문에 바지를 한 치수 또는 두 치수나 크게 입었습니다. 검사 결과는 더욱 충격이었죠. 다리 길이도 짝짝이로 나왔거든요. 이 모든 원인은 앞으로 돌출된 골반 때

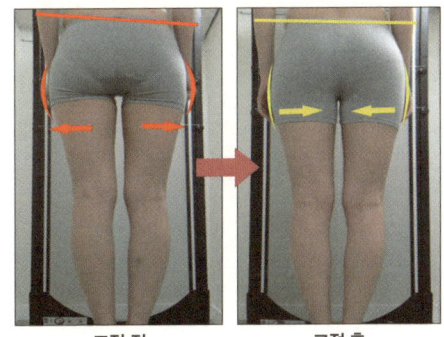

교정 전 교정 후

문이었습니다. 특히 오른쪽이요. 2월부터 골반 교정 운동을 시작했는데, 당시에는 골반이 커서 허벅지와 종아리 사이즈가 맞아도 청바지를 2인치나 크게 입어야 했는데, 지금은 맞춰졌답니다. 더 좋은 것은 허벅지와 종아리 사이즈도 줄어든 거예요. 이렇게 좋은 성과가 나올 줄이야. 이제 동생도 제 골반이 못생겼다고 말하지 못해요. 빈말로도요.

| CASE 4 | 근육이 유연해져 무릎도 꿇을 수 있어요 | 엄찬식(29세) |

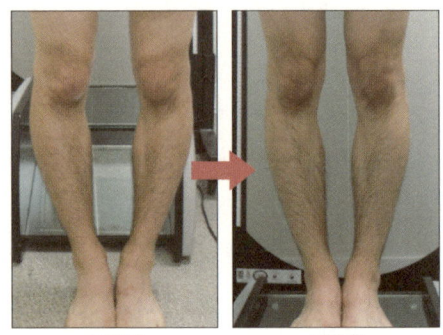

교정 전   교정 후

전신에 걸쳐서 문제가 있었습니다. 처음에는 무릎도 꿇지 못할 만큼 근육이 굳어 있었고 골반과 종아리도 많이 뻣뻣했기 때문에 스트레칭조차도 힘들었습니다. 단기적이고 현실적인 목표(다음 주까지는 반드시 매트에서 운동한다고 마음먹는다든지)를 갖고 하나하나 도전하는 기분으로 운동에 임했습니다. 점차 근육이 유연해졌고 무릎 꿇기도 가능해졌습니다. 골반의 틀어짐도 많이 좋아져서 무릎도 앞을 향하게 되었고, 조금만 걸어도 쉽게 피로해졌던 몸이 이제는 아주 가뿐해졌습니다. 관심을 가지는 만큼, 평소에 신경을 쓰는 만큼 자세가 개선되는 것이 확실히 느껴져 보람도 있었습니다. 기초체력이 많이 좋아졌고 고개를 들고 가슴을 펴고 걷는 만큼 긍정적인 마인드에도 도움이 되었습니다. 3개월의 짧은 시간이었지만 앞으로의 운동에 따라 생활 자세뿐만 아니라 휜 다리 증세도 확연하게 개선될 것으로 기대합니다.

| CASE 5 | 다리가 안 저려서 잠을 푹 잡니다 | 김수정(28세) |

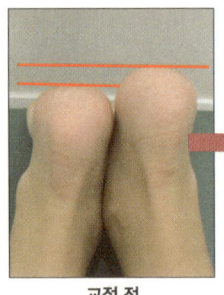 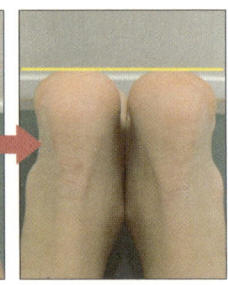

교정 전   교정 후

얼굴부터 발까지 전체적으로 비대칭(사춘기 이후부터)이어서 목 결림, 어깨 결림 증상이 있었고, 특히 오른쪽 다리가 좀 짧아서 오른쪽 엉덩이가 항상 답답했습니다(하지불안증). 공부할 때도 금방 목과 눈이 피로해져서 30분을 앉아 있기가 힘들었고요. 척추가 앞으로 튀어나와서 복부비만과 하체비만 증상도 있었습니다. 가장 불편했던 것은 목이 뻣뻣해지는 것과 오른쪽 골반부터 저리는 증상으로 이로 인해 일상생활에 지장이 많았습니다. 골반 교정 운동 다섯 가지를 꾸준히 아침저녁으로 집중해서 했고, 가끔씩 마사지도 해주었습니다. 지금은 다리 저림 증상은 전혀 없고, 목 결림 증상도 나아졌습니다. 운동과 함께 마사지를 같이해서 통증 완화에 도움이 된 것 같습니다. 다리가 불편해서 잠도 못 잤는데 지금은 푹 잡니다.

| CASE 6 | 허리와 무릎의 통증이 줄어들었어요 | 김승현(33세) |

중·고등학교를 다니면서 항상 피곤하고 조금만 오래 걸어도 발바닥이 아팠습니다. 성인이 된 후에는 원인을 알 수 없는 극심한 허리 통증과 무릎 통증으로 고생했습니다. 정형외과나 한의원에 가서 치료도 받았지만, 치료받는 동안에만 잠깐 효과가 있었죠. 지인의 소개로 전신 균형 검사를 받았는데 골반 뒤틀림, 다리 길이 차이, 족부 불균형, 거북목 등 온몸이 매우 심각한 상태였습니다. 운동을 하고 한 달 정도 후에 몸의 변화를 확연

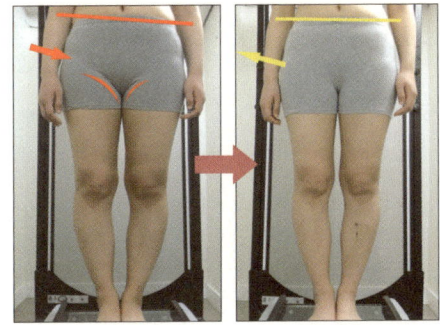

교정 전　　　　교정 후

히 느낄 수 있었습니다. 점차 허리 통증이 줄어들었고, 뒤틀린 골반과 다리 길이 차이 때문에 어색했던 걸음걸이도 좋아졌습니다. 3개월이 지나 중간검사를 했을 때는 생각보다 결과가 좋게 나와서 정말 기분이 좋았고, 그동안 운동한 보람도 느꼈습니다. 아직 완전히 교정된 건 아니지만 조금 더 열심히 하면 분명 멋진 보답이 있을 거라고 확신합니다.

| CASE 7 | 양쪽 바지 길이가 똑같아졌습니다 | 박영천(30세) |

건축CG라는 직업의 특성상 컴퓨터 앞에 15시간 이상 앉아서 일을 하다 보니 20대 중반부터 자꾸 어깨와 목이 결리고 뻐근했습니다. 또 거울을 보면 양쪽 어깨의 높낮이가 맞지 않아 보였습니다. 옷을 입을 때도 항상 바지의 길이가 양쪽이 다르고 신발이 한쪽만 먼저 닳는 것 같았습니다. 그리고 가슴을 활짝 펴고 싶어도 등이

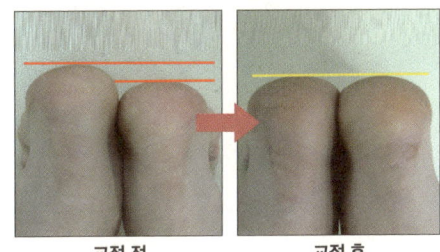

교정 전　　　　교정 후

굽어 있는 탓에 구부정한 상태로 생활해야 했습니다. 더 이상 방치할 수 없어서 3개월 동안 꾸준히 골반 교정 운동을 하였습니다. 시간이 날 때마다 스트레칭과 간단한 운동을 한 결과, 지금은 어깨가 예전보다 많이 균형이 잡혔고, 다리 길이 또한 예전에 비해서 차이가 줄었습니다. 거울을 볼 때마다 느꼈는데 등도 확실히 펴졌습니다. 앞으로 나와 있던 목도 완벽하게는 아니지만 좋은 경과를 보이며 조금씩 좋아지는 것을 느낍니다.

| CASE 8 | 산후 틀어진 골반이 바로잡혔어요 | 김수연(31세)

5년 전 골반 때문에 허리 뻐근함이 생겼다는 진단을 받고 한의원을 다녔는데 큰 효과를 보지 못하고 그만두었습니다. 그런데 얼마 전 출산을 하면서 골반이 더 틀어져서 걷는 것도 많이 힘들었습니다. 골반뿐만 아니라 전신이 많이 비틀어져 있고 자세도 안 좋았다는 걸 알게 되었습니다. 골반 운동 외에 전반적인 교정 운동을 꾸준히 하면서 허리도 많이 펴지고 골반도 수축되는 걸 느낄 수 있었습니다. 다리 길이도 심하게 차이가 났었는데 그것도 좋아졌습니다.

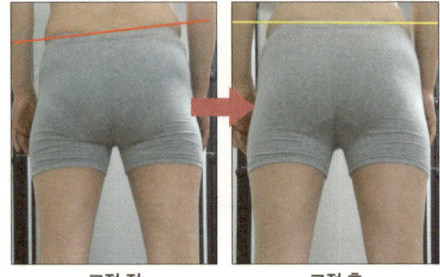

교정 전   교정 후

| CASE 9 | 비틀린 몸과 골반이 정상으로 돌아왔어요 | 조현주(28세)

어려서부터 잘못된 자세 때문에 골반 불균형이 생겨 많이 걸으면 골반과 허리 쪽이 불편했습니다. 실을 빼려고 헬스클럽에 등록해도 골반 때문에 오래 하지 못하고 금방 그만두곤 했습니다. 그래서 이런 증상을 한번 교정해보고자 인터넷 검색을 통해서 골반 교정 상담해주는 곳을 알게 되었고 검사를 해보니 제가 알고 있던 문제뿐 아니라 일자목, 몸통 비틀림 등등의 많은 증상이

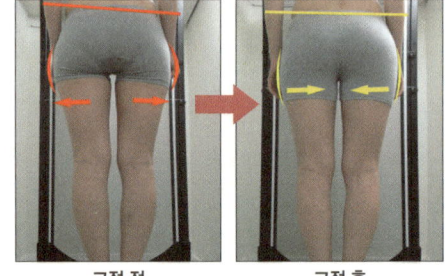

교정 전   교정 후

있었습니다. 주 2회 정도 운동과 관리를 받고 그 이외 시간에는 집에서 골반 교정 운동 책을 보면서 운동을 했습니다. 처음에는 잘되지 않던 운동들도 3개월 정도 후에는 확실히 잘되는 것을 느낄 수 있었습니다. 조금씩 몸이 변화되는 것을 느낄 무렵에 중간검사를 받았습니다. 사진을 통해 이전 모습과 비교해보니 전보다 많이 나아진 모습을 확인할 수 있었습니다. 일자목도 많이 펴지고 다리 길이도 확연하게 비슷해졌습니다.

CASE 10 이제 치마가 돌아가지 않아요   박유나(25세)

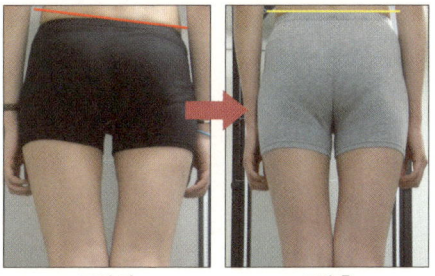

교정 전   교정 후

어릴 때 미술을 시작해 항상 몸을 한쪽 방향으로 돌리고 다리를 꼬고 앉는 버릇이 있어 티셔츠를 입거나, 치마를 입을 때 한쪽 방향으로 틀어지는 경우가 많았습니다. 결국 다리를 꼬고 앉지 않을 때는 앉아 있는 게 불편할 정도였습니다. 또 가만히 앉아서 한곳만 들여다보는 시간이 많다 보니 거북목이 되어 있더군요. 목과 어깨가 경직되어 있어 늘 뻐근함을 느껴 마사지도 많이 받으러 다녔지만 그때뿐, 다시 원래대로 돌아와 목, 어깨가 계속 아프고, 다리 길이 차이도 심해 서 있을 때 균형을 잘 잡지 못하고 자주 기우뚱하고 가만히 서 있으면 한쪽 다리에만 힘이 들어가 다리도 아팠습니다. 골반 교정 운동을 하고 눈에 띄게 달라진 점은 목과 어깨가 좋아져 생활하는 데 불편하지 않다는 것이에요. 운동을 하면서 생활습관도 고치려고 노력해서 이제는 다리를 꼬고 앉지 않아도 전혀 불편하지 않아요. 항상 몸이 피로했는데 그것도 나쁜 자세 때문이었어요. 거북목이 심한 줄 몰랐는데 운동 전후 사진을 비교해보니까 차이가 많이 나더라고요. 골반은 비틀어진 게 심각해서 나아질 수 있을까 걱정했는데 신기할 정도로 멀쩡해졌어요. 또 전에는 몸이 전체적으로 앞으로 기울어져 있었는데 정상으로 돌아와 이제 중심을 잡을 수 있고 가만히 잘 서 있어요. 너무 좋습니다.

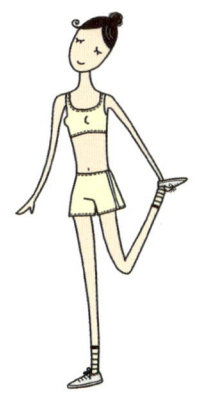

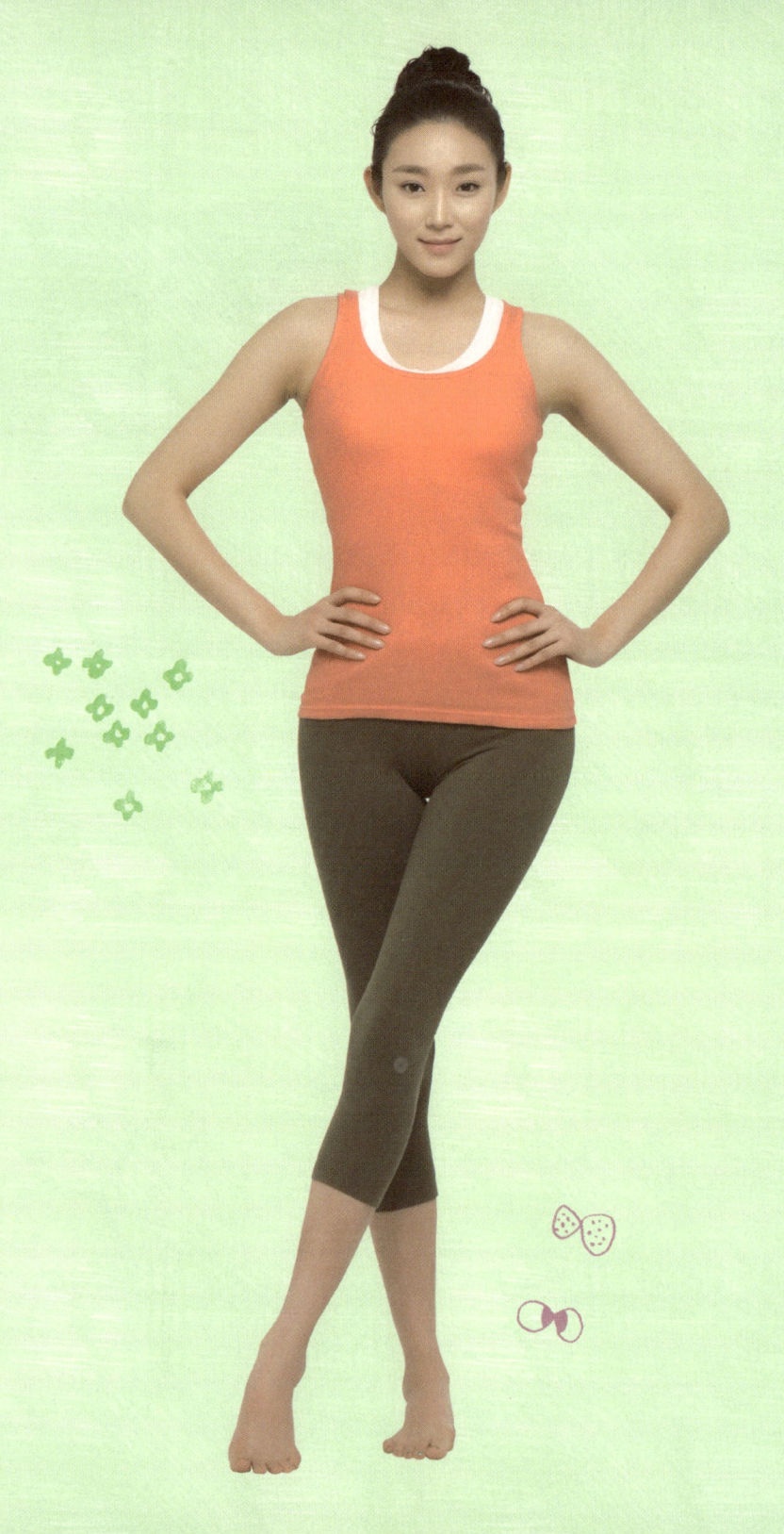

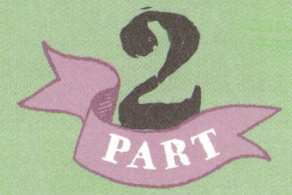

골반 교정 다이어트 30일 플랜

30일 동안 하루에 2동작씩 꾸준히 따라하면
비틀어진 골반을 바로잡아 주는 운동 프로그램이다.
스트레칭이 익숙하지 않은 사람, 운동을 싫어하는 사람,
너무 바빠서 시간이 없는 사람 누구나 쉽고 즐겁게 할 수 있다.
매일매일 신나게 따라해보자.

STEP 1 준비 운동

근육이 뻣뻣한 상태에서 본 운동을 하면 근육 피로감이 커지고 부상의 위험도 높다. 준비 운동으로 몸을 풀어주고 시작하자.

1 목 스트레칭   10회
뒷목과 어깨 옆부분 전체를 풀어주어 몸을 유연하게 만든다.

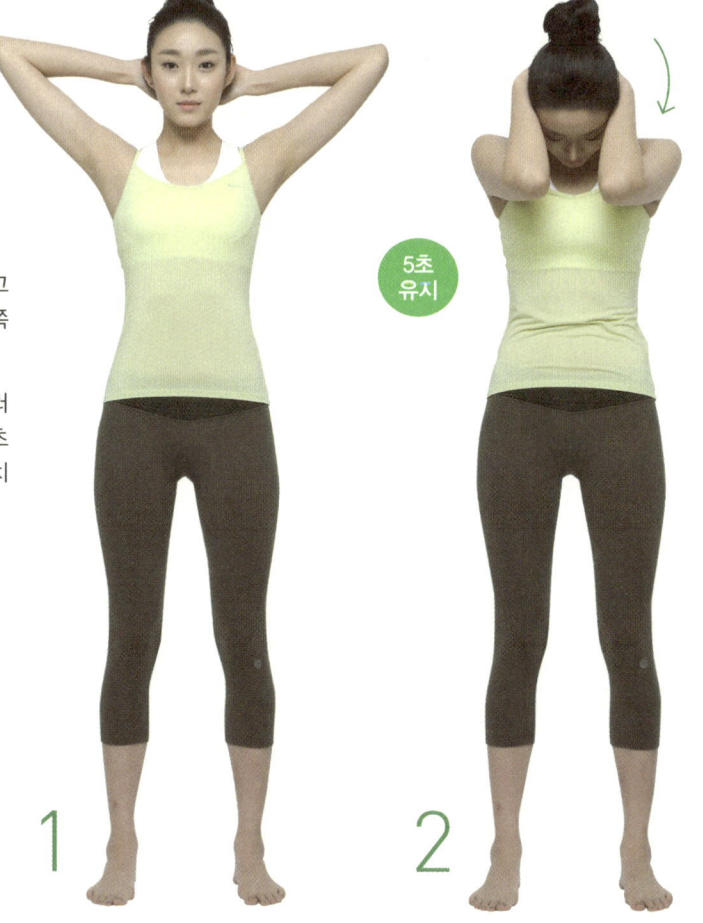

1 다리를 어깨너비로 벌리고 바른 자세로 서서 머리 뒤쪽에서 양손은 깍지를 낀다.

2 양팔을 접으며 머리를 눌러 뒷목을 스트레칭해준다. 5초 동안 멈췄다가 처음의 위치로 돌아간다.

5초 유지

44 ::: 골반 교정 다이어트

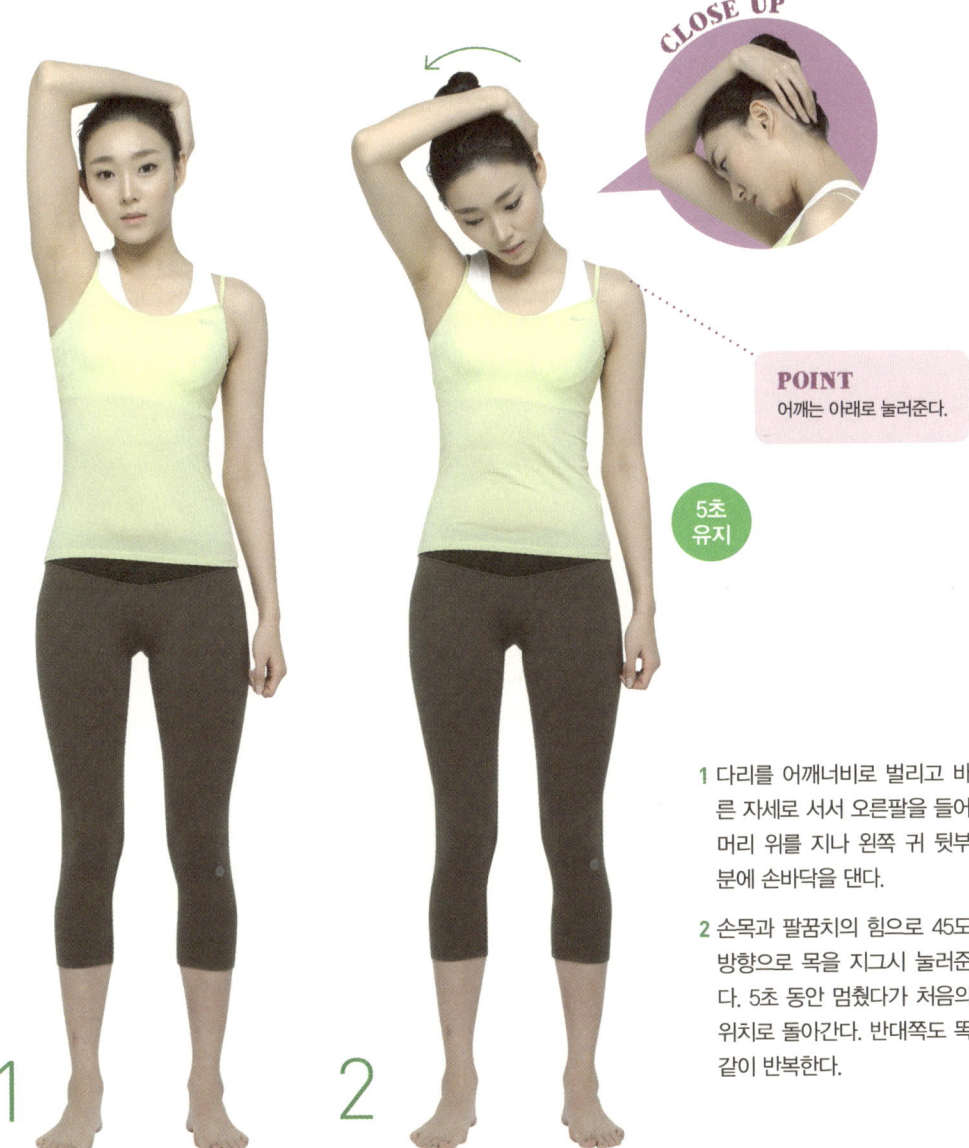

3 흉근 스트레칭

가슴 앞쪽을 펴준다.

10회

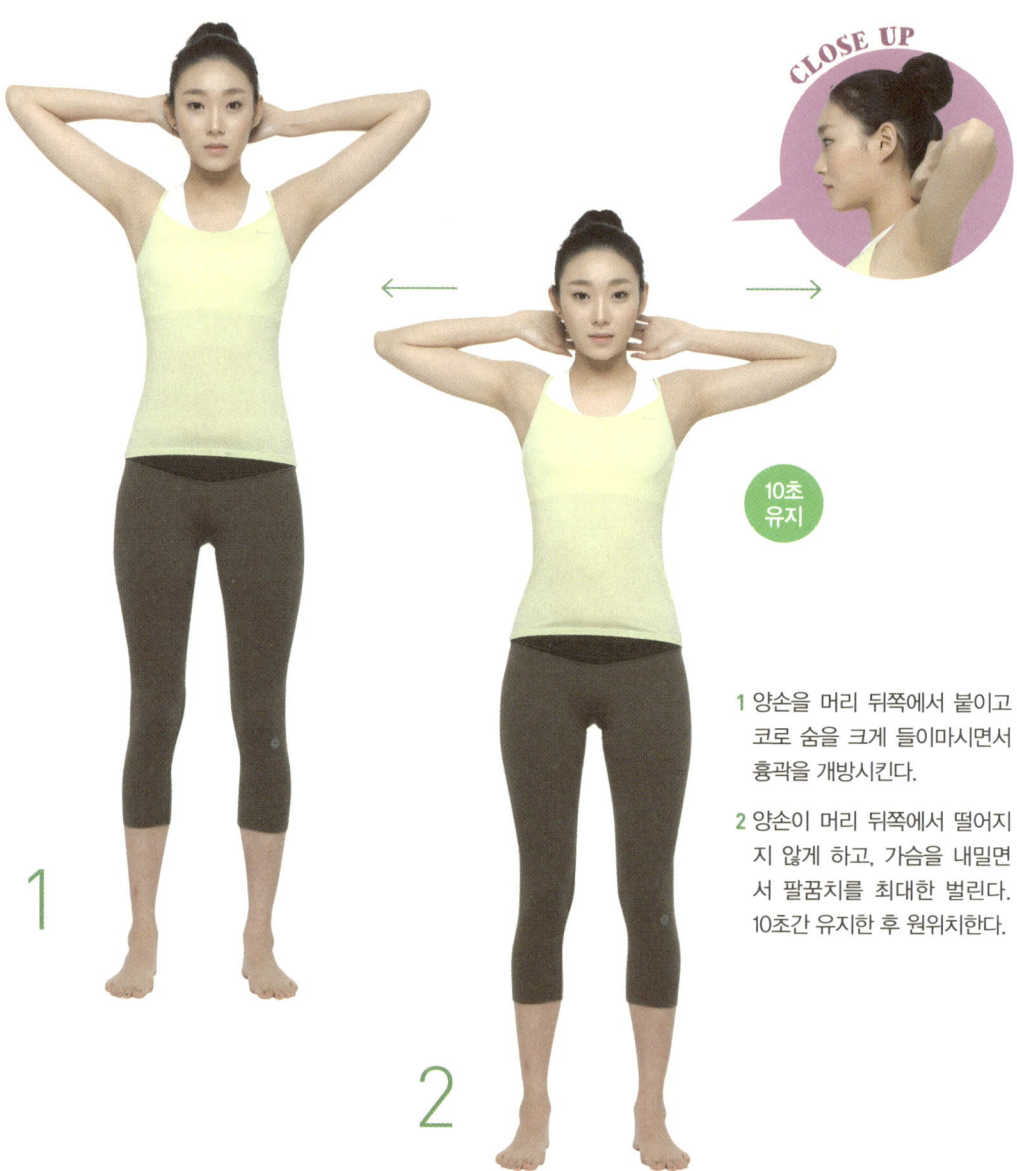

CLOSE UP

10초 유지

1 양손을 머리 뒤쪽에서 붙이고 코로 숨을 크게 들이마시면서 흉곽을 개방시킨다.

2 양손이 머리 뒤쪽에서 떨어지지 않게 하고, 가슴을 내밀면서 팔꿈치를 최대한 벌린다. 10초간 유지한 후 원위치한다.

4 앞쪽 척추 스트레칭

뻣뻣한 등 전체를 개운하게 풀어준다.

10회

1 다리를 골반 넓이만큼 벌리고 바른 자세로 서서 양손을 깍지 껴서 머리 위쪽으로 곧게 들어 올린다.

2 팔과 머리에서 힘을 빼고 상체를 곧게 앞으로 숙인다. 5초 동안 멈췄다가 처음의 위치로 돌아간다.

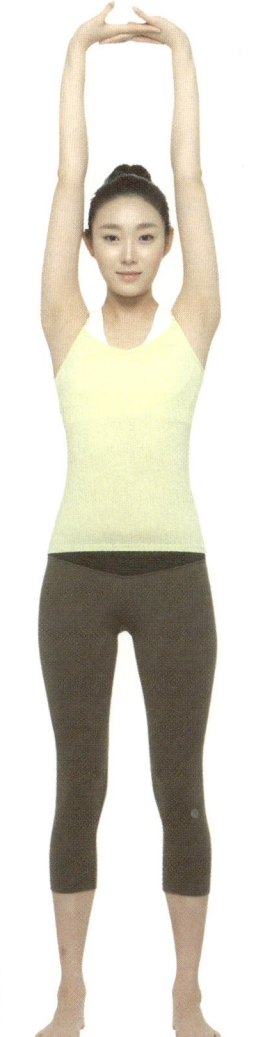

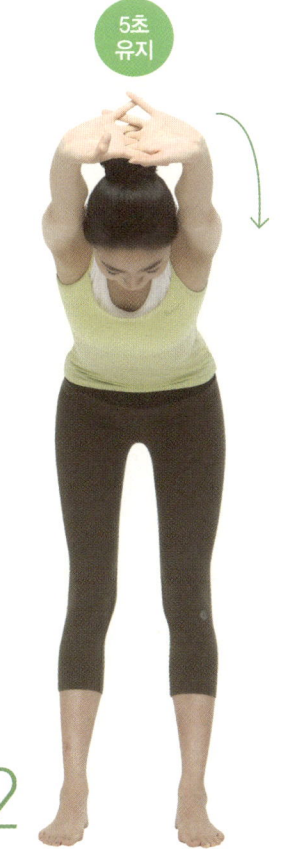

5초 유지

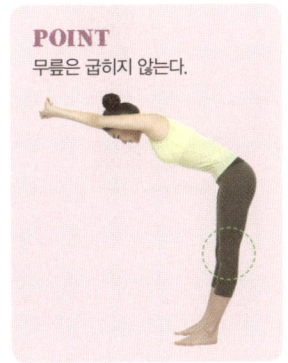

POINT
무릎은 굽히지 않는다.

5 뒤쪽 척추 스트레칭

뻣뻣한 어깨관절과 등 전체가 개운해진다.

10회

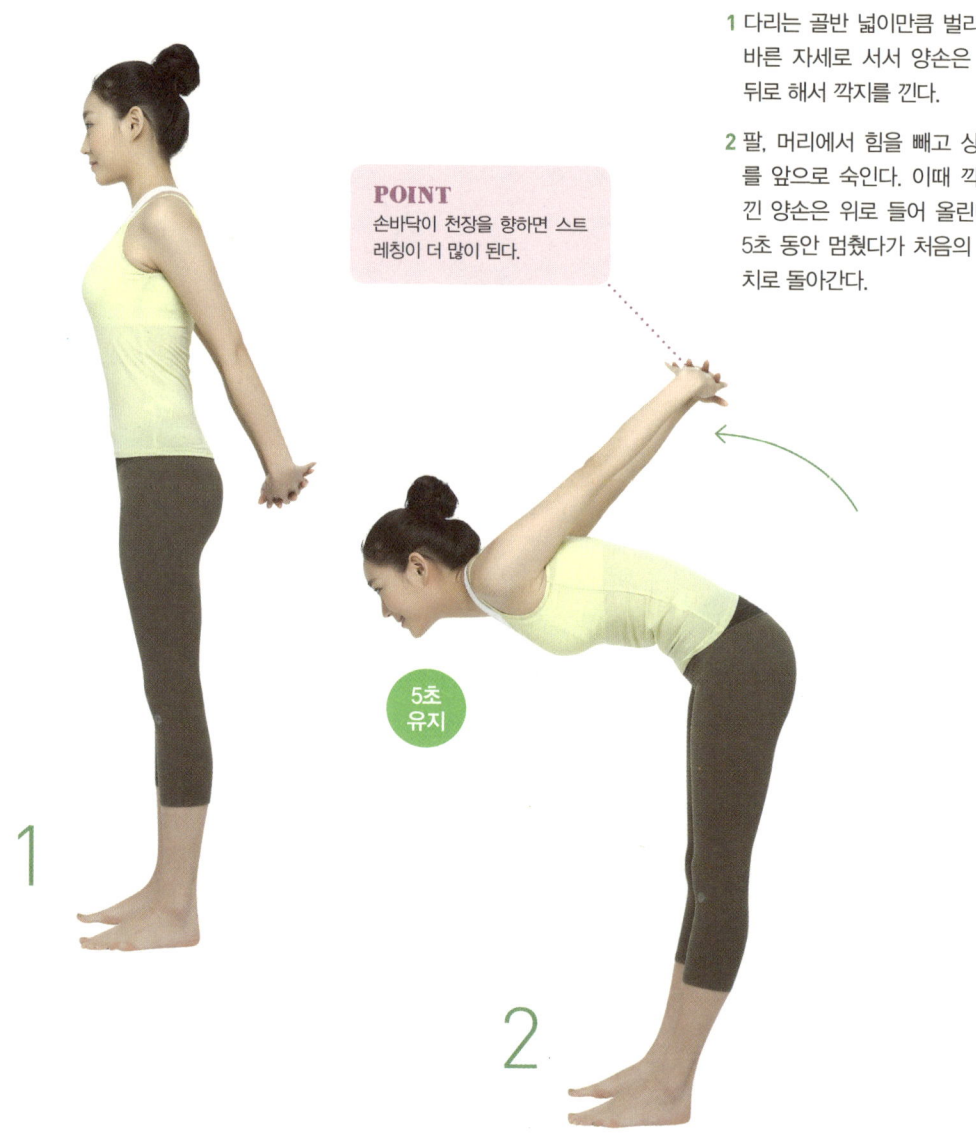

POINT
손바닥이 천장을 향하면 스트레칭이 더 많이 된다.

1 다리는 골반 넓이만큼 벌리고 바른 자세로 서서 양손은 등 뒤로 해서 깍지를 낀다.

2 팔, 머리에서 힘을 빼고 상체를 앞으로 숙인다. 이때 깍지 낀 양손은 위로 들어 올린다. 5초 동안 멈췄다가 처음의 위치로 돌아간다.

5초 유지

6 좌우 척추 스트레칭

허리 옆부분 전체가 판판하게 펴지면서 개운해진다.

좌우 10회

1 다리는 골반 넓이만큼 벌리고 바른 자세로 서서 양손은 깍지를 끼고 머리 위쪽으로 곧게 들어 올린다.

2 골반이 틀어지지 않도록 조심하며 상체를 오른쪽으로 기울인다. 5초 동안 멈췄다가 처음의 위치로 돌아간다. 반대쪽도 똑같이 반복한다.

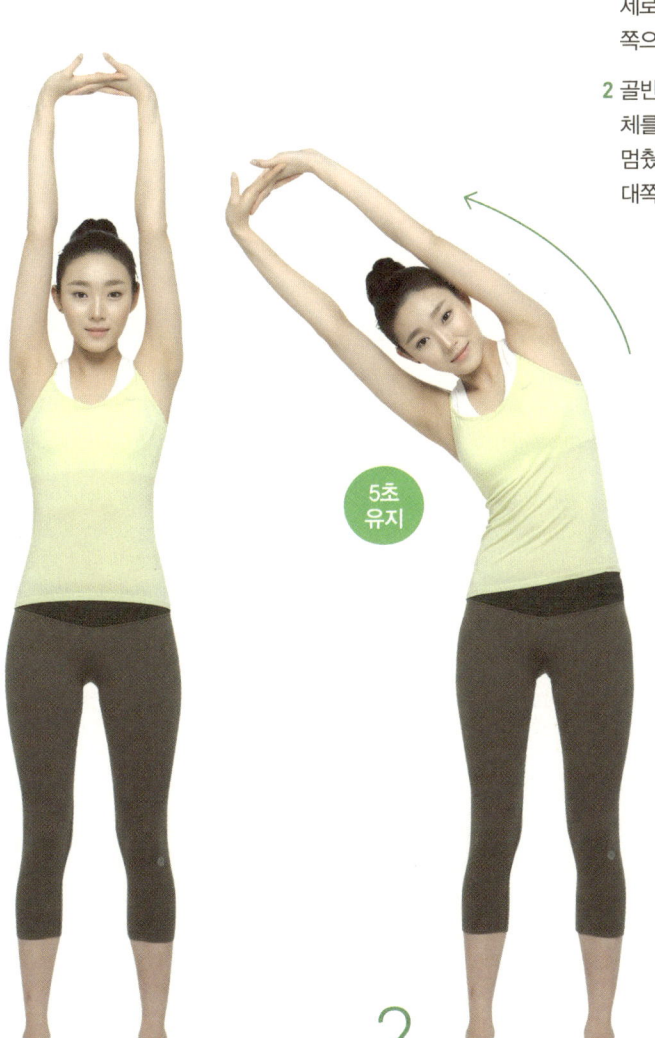

5초 유지

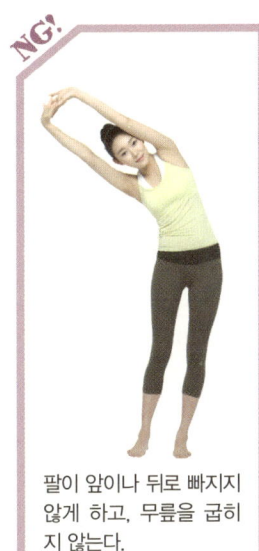

NG!

팔이 앞이나 뒤로 빠지지 않게 하고, 무릎을 굽히지 않는다.

PART 2 골반 교정 다이어트 30일 플랜

7 앞뒤로 다리 벌려 ㄱ자 앉기

다리 전체를 풀어주어 몸을 유연하게 만든다.

좌우 **10회**

1 바로 서서 양손은 허리를 잡고, 왼쪽 발은 앞으로 오른쪽 발은 뒤로 벌려 선다.

2 왼쪽 다리는 ㄱ자로 90도 구부리고, 오른쪽 다리는 무릎이 땅에 닿을 정도로 ㄴ자로 90도 굽힌 상태로 5초 동안 유지한다. 반대쪽도 똑같이 반복한다.

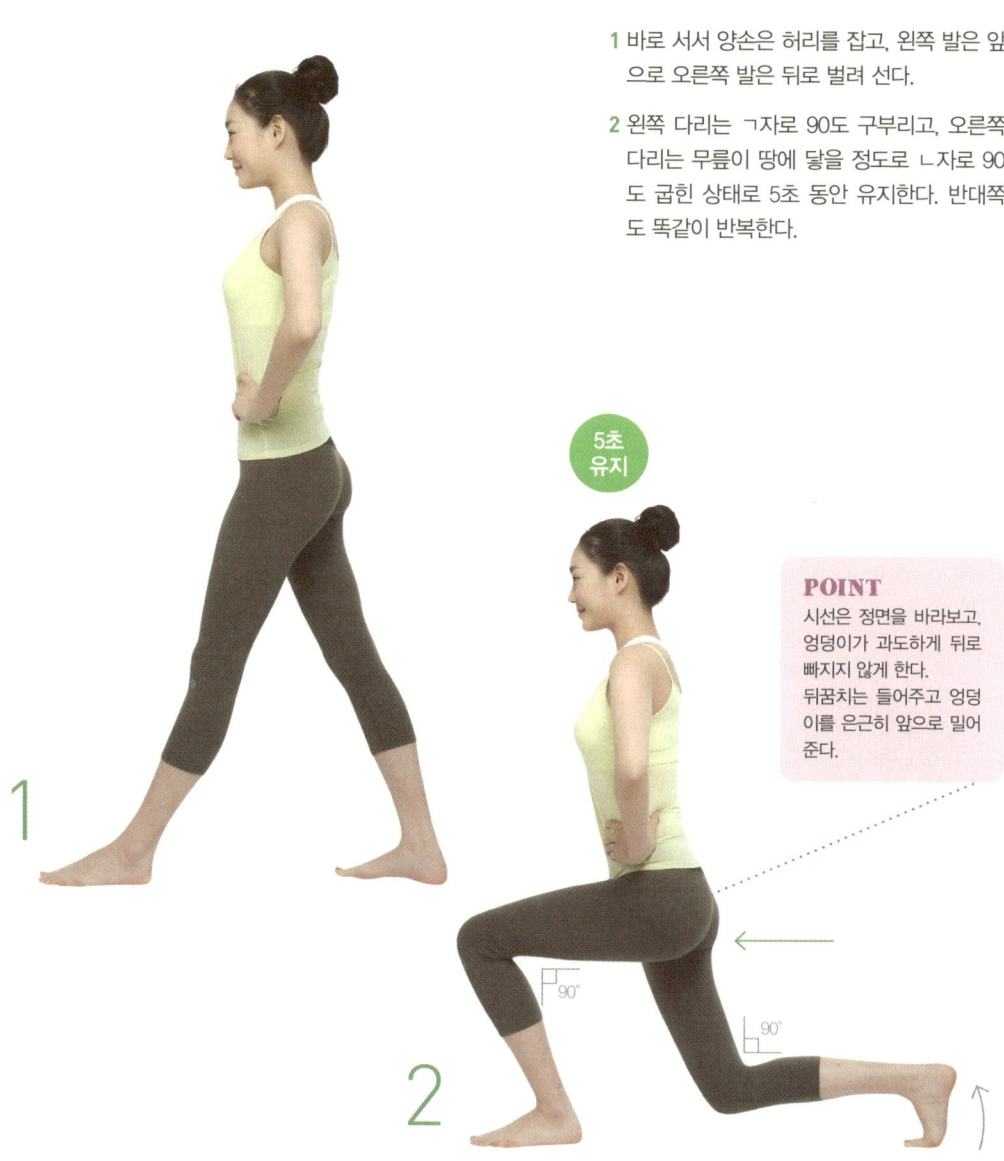

5초 유지

POINT
시선은 정면을 바라보고, 엉덩이가 과도하게 뒤로 빠지지 않게 한다.
뒤꿈치는 들어주고 엉덩이를 은근히 앞으로 밀어 준다.

8 다리 구부려 스모 자세

허벅지와 엉덩이 근육을 풀어준다.

10회

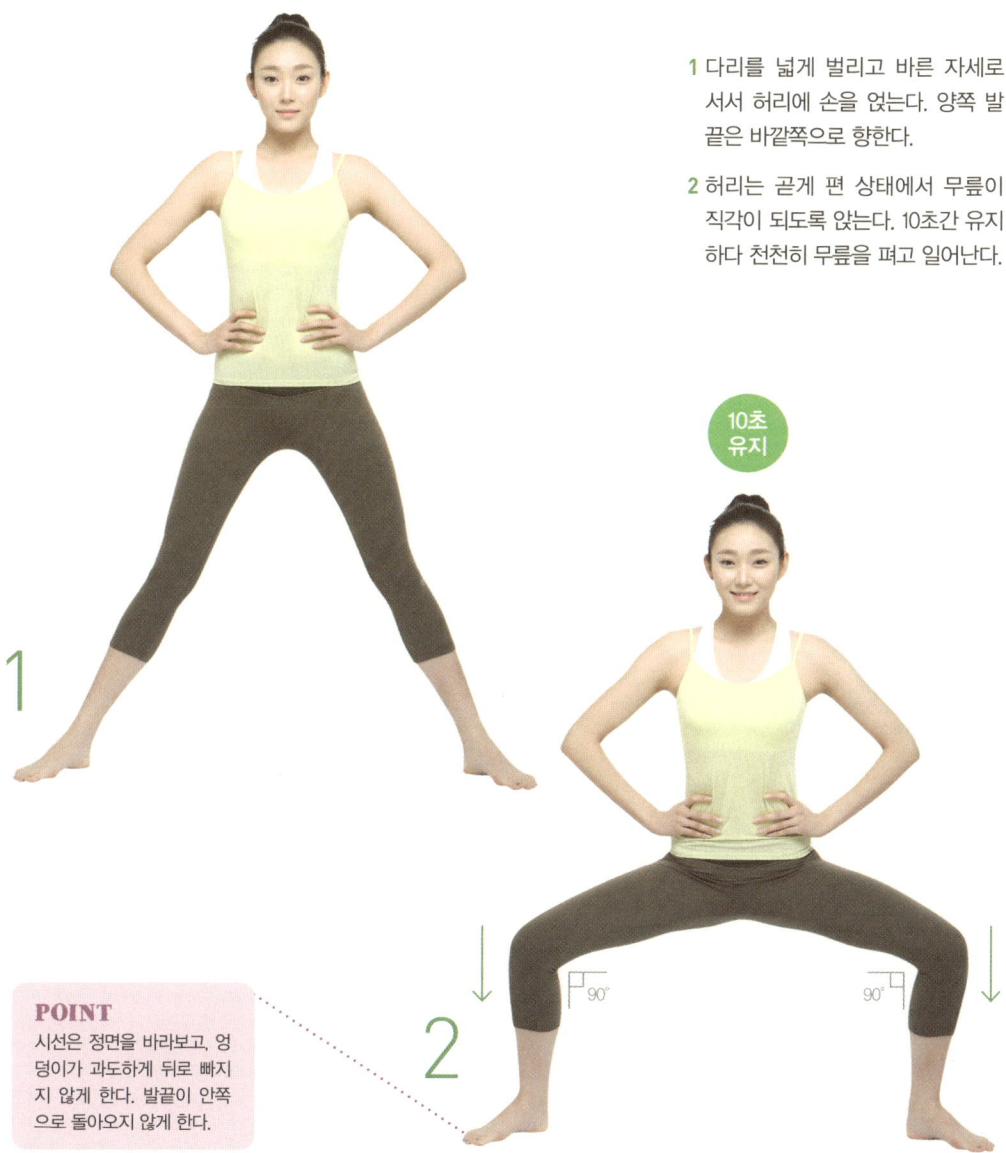

1 다리를 넓게 벌리고 바른 자세로 서서 허리에 손을 얹는다. 양쪽 발 끝은 바깥쪽으로 향한다.

2 허리는 곧게 편 상태에서 무릎이 직각이 되도록 앉는다. 10초간 유지하다 천천히 무릎을 펴고 일어난다.

10초 유지

POINT
시선은 정면을 바라보고, 엉덩이가 과도하게 뒤로 빠지지 않게 한다. 발끝이 안쪽으로 돌아오지 않게 한다.

9 무릎 구부려 몸통 돌리기

허리와 다리, 팔 위쪽 근육을 풀어준다.

좌우 **10회**

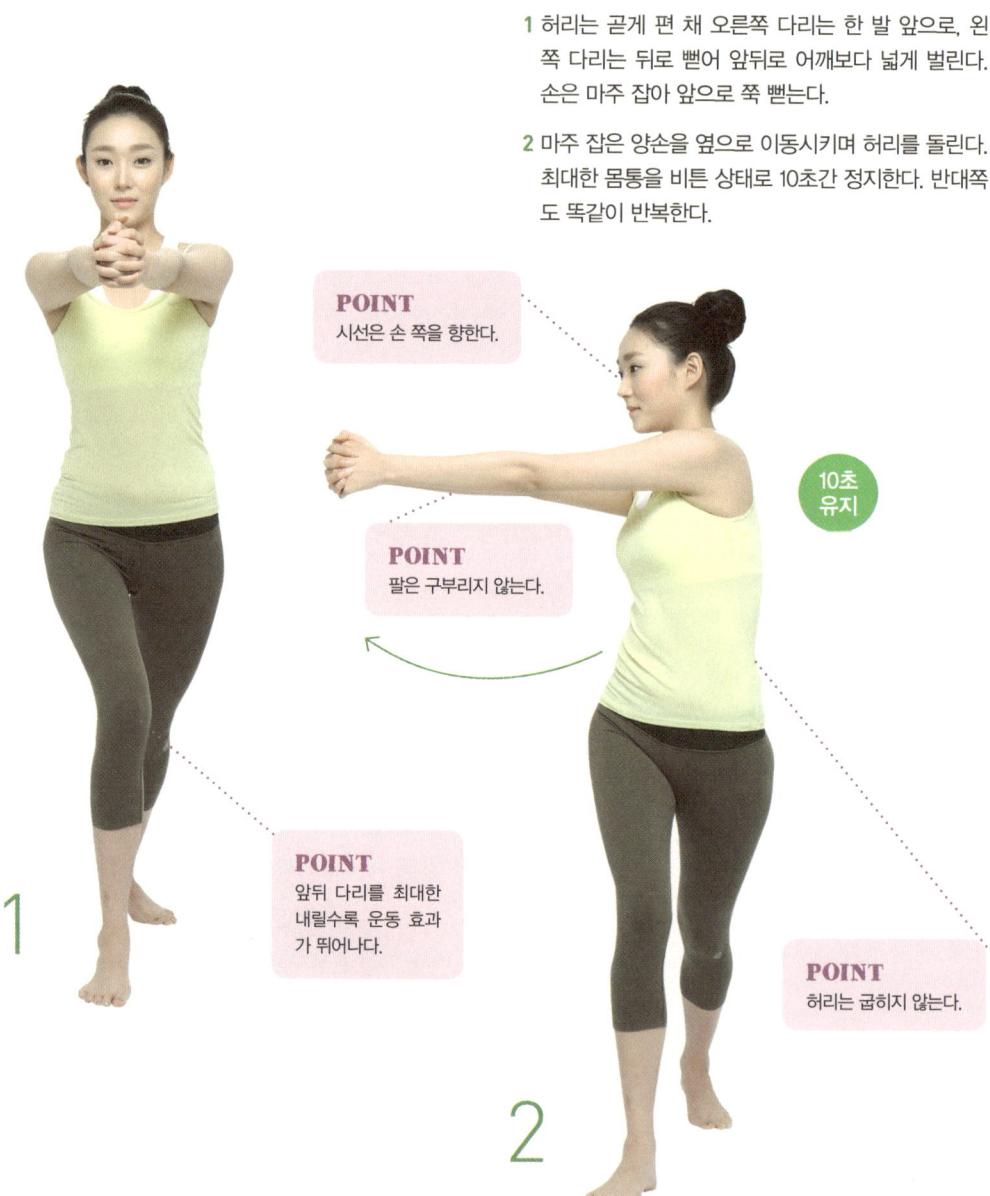

1 허리는 곧게 편 채 오른쪽 다리는 한 발 앞으로, 왼쪽 다리는 뒤로 뻗어 앞뒤로 어깨보다 넓게 벌린다. 손은 마주 잡아 앞으로 쭉 뻗는다.

2 마주 잡은 양손을 옆으로 이동시키며 허리를 돌린다. 최대한 몸통을 비튼 상태로 10초간 정지한다. 반대쪽도 똑같이 반복한다.

POINT 시선은 손 쪽을 향한다.

POINT 팔은 구부리지 않는다.

10초 유지

POINT 앞뒤 다리를 최대한 내릴수록 운동 효과가 뛰어나다.

POINT 허리는 굽히지 않는다.

골반 교정 다이어트

10 발목 돌리기

발목 관절의 경직을 풀어주고 노폐물을 제거해준다.

좌우 **10회**

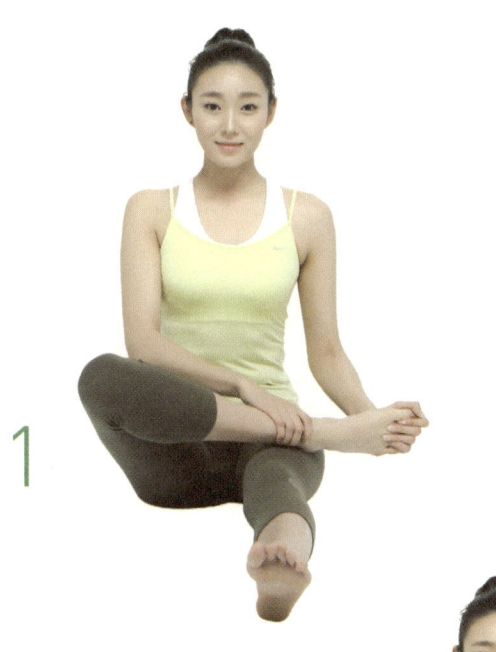

1 척추 라인을 반듯하게 하고 앉아서 다리를 쭉 뻗는다. 오른쪽 발을 왼쪽 다리 무릎에 올리고 발목과 발가락을 감싸 잡는다.

2 최대한 원을 크게 그린다는 생각으로 발목을 10회 돌린다. 반대 방향으로도 똑같이 한다. 발을 바꿔서 반복한다.

POINT
몸이 기울어지지 않게 바른 자세로 앉는다.

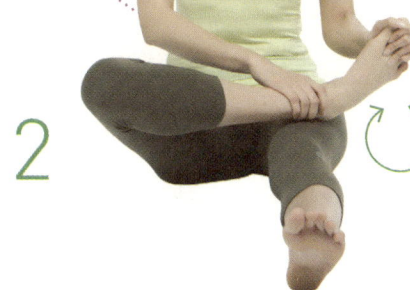

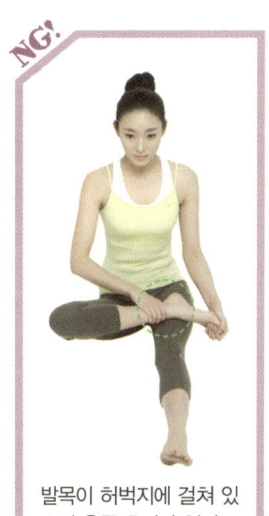

NG!
발목이 허벅지에 걸쳐 있으면 운동 효과가 없다.

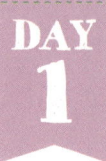

DAY 1 골반 풀어주기

골반을 풀어주면 엉덩이의 혈액순환이 원활해지고 피로감도 훨씬 덜하다.

1 다리 꼬아 상체 숙이기

뻣뻣하게 굳어 있는 골반, 허벅지, 고관절을 개운하게 풀어준다.

30회

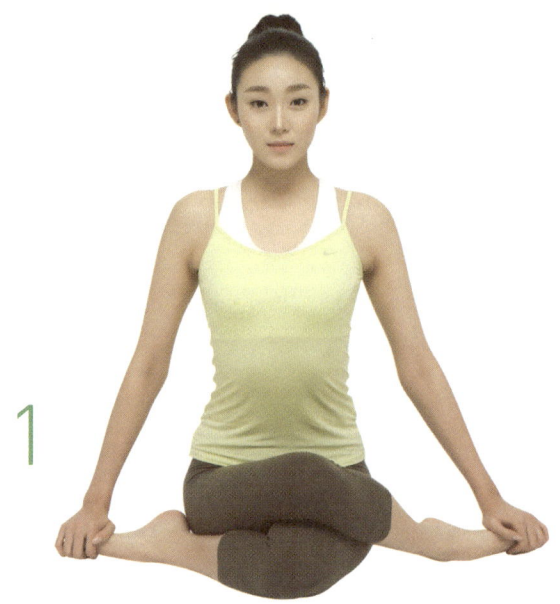

1 허리를 곧게 펴고 바른 자세로 앉아서 무릎이 겹치게 다리를 꼰다. 양손은 각각 발 끝부분을 잡는다.

2 가슴이 무릎에 닿도록 상체를 앞으로 숙인다. 그 상태로 3초 동안 유지한다. 다리 위치를 바꿔 반대쪽도 똑같이 반복한다.

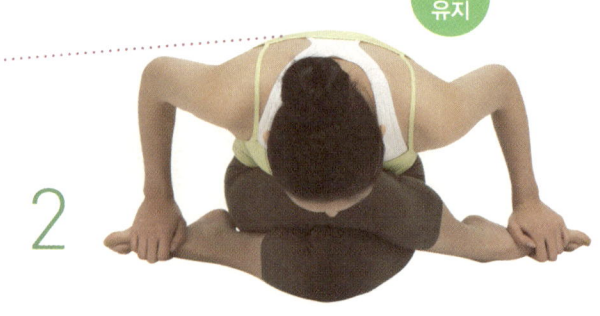

POINT
몸이 한쪽으로 틀어지지 않게 주의한다.

3초 유지

2 발목 잡고 상체 숙이기

뻑뻑한 골반을 시원하게 풀어주고, 느슨해진 골반을 꽉 조여준다.

30회

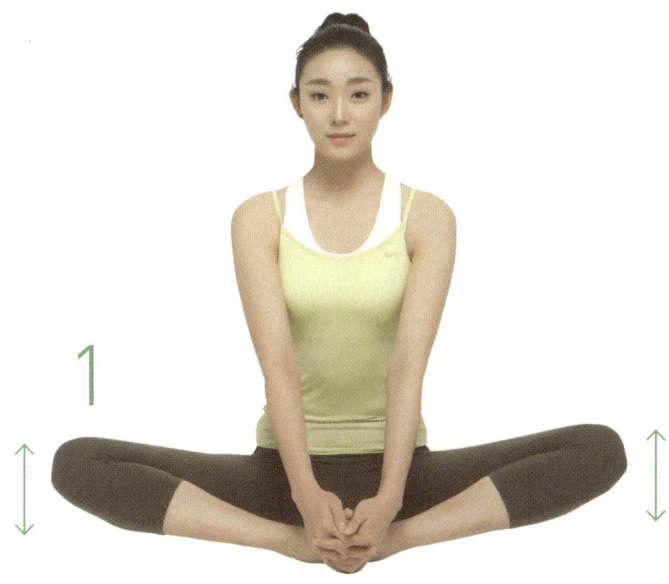

1 바른 자세로 앉아서 발바닥과 발바닥이 서로 맞닿게 한다. 발을 양손으로 잡고 새가 날갯짓하듯이 두 다리를 아래위로 움직인다.

2 숨을 크게 내쉬면서 몸에서 힘을 빼고 상체를 앞으로 숙인다. 그 상태로 3초 동안 유지한 후 원위치한다.

POINT 엉덩이가 조여지는 느낌이 들어야 한다.

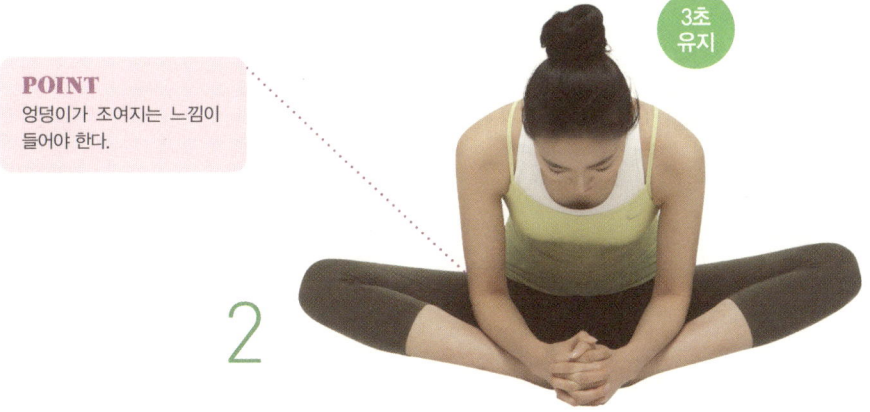

3초 유지

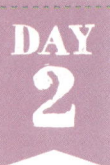

DAY 2 골반 풀어주기 2

골반을 풀어주면 엉덩이의 혈액순환이 원활해져 하체 피로감이 줄어든다.

1 골반 돌리기

옆구리 군살이 빠지고 허리 라인이 잘록해진다.

좌우 20회

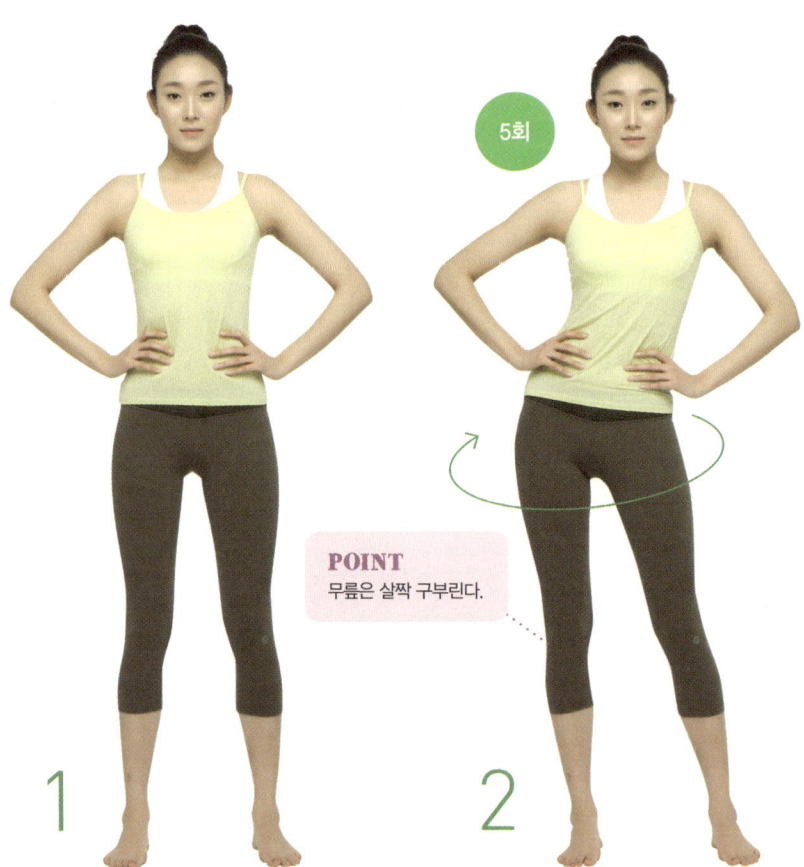

1 다리를 어깨너비로 벌리고 서서 양손은 허리를 잡는다. 이때 발은 11자를 유지한다.

2 몸에서 힘을 빼고 원을 그린다고 생각하면서 골반을 가볍게 360도로 5회 돌린다. 방향을 바꿔 똑같이 반복한다.

POINT 무릎은 살짝 구부린다.

POINT 골반이 지나치게 밖으로 빠지면 안 된다. 허리를 돌리려 하지 말고 골반을 돌린다.

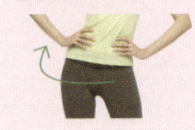

2 골반 그네 스윙

아랫배가 들어가고 처진 엉덩이를 볼륨감 있게 만들어준다.

앞뒤 20회

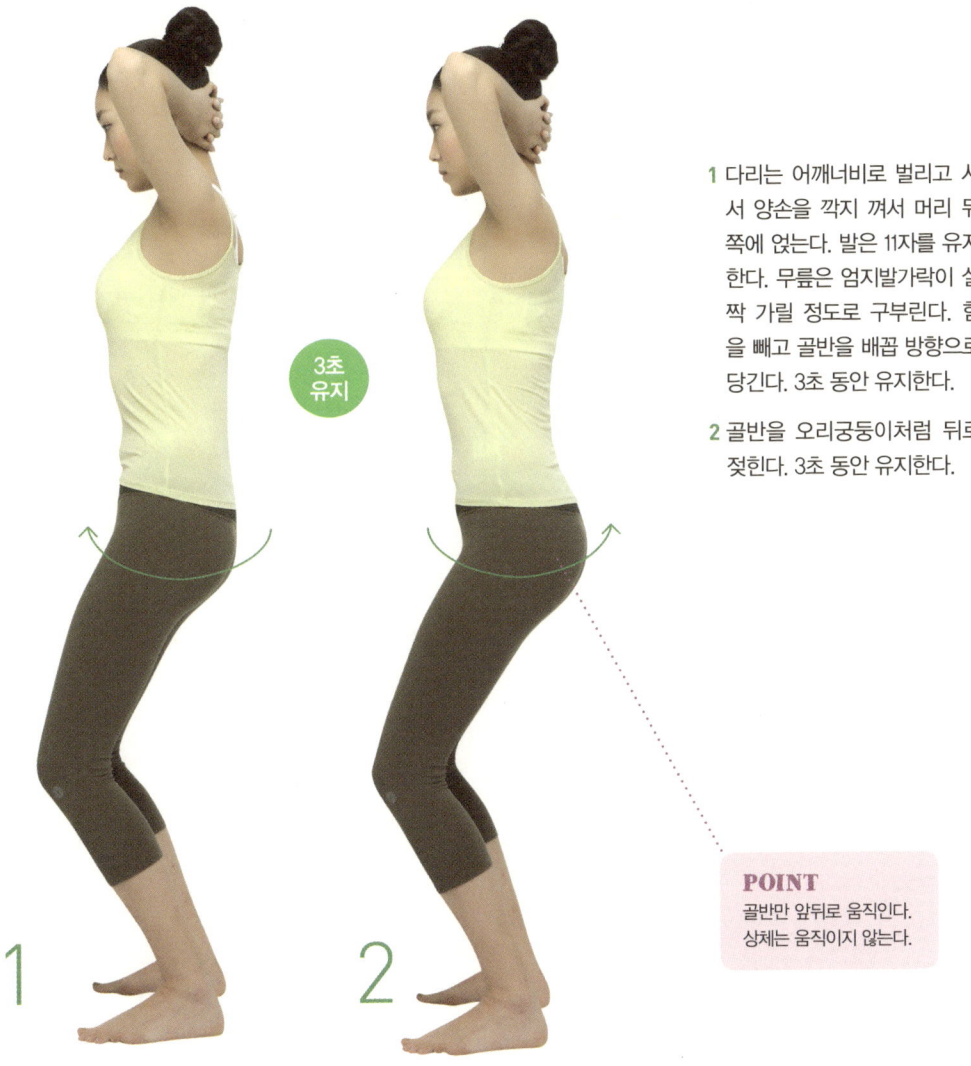

3초 유지

1 다리는 어깨너비로 벌리고 서서 양손을 깍지 껴서 머리 뒤쪽에 얹는다. 발은 11자를 유지한다. 무릎은 엄지발가락이 살짝 가릴 정도로 구부린다. 힘을 빼고 골반을 배꼽 방향으로 당긴다. 3초 동안 유지한다.

2 골반을 오리궁둥이처럼 뒤로 젖힌다. 3초 동안 유지한다.

POINT
골반만 앞뒤로 움직인다.
상체는 움직이지 않는다.

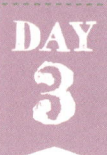

DAY 3 잘록한 허리 만들기

허리둘레를 매끈하게 펴주고 허리의 군살을 제거해준다.

1 반쪽 하트 만들기

옆구리 군살이 빠지고 허리 라인이 날씬해진다.

좌우 20회

1 양반다리로 앉았다가 왼쪽 다리를 뒤로 빼서 90도 구부린다. 오른쪽 옆구리가 최대한 펴지도록 오른쪽 팔을 쭉 펴서 왼쪽으로 기울인다.

2 왼쪽 옆구리가 최대한 펴지도록 왼쪽 팔을 쭉 펴서 몸과 함께 오른쪽으로 기울인다. 다리를 바꿔서 똑같이 반복한다.

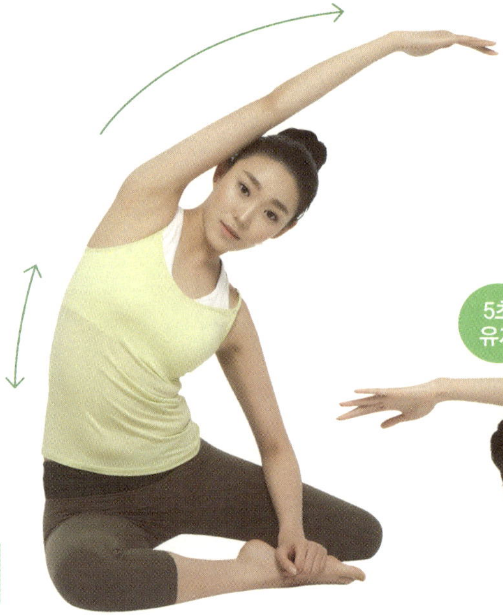

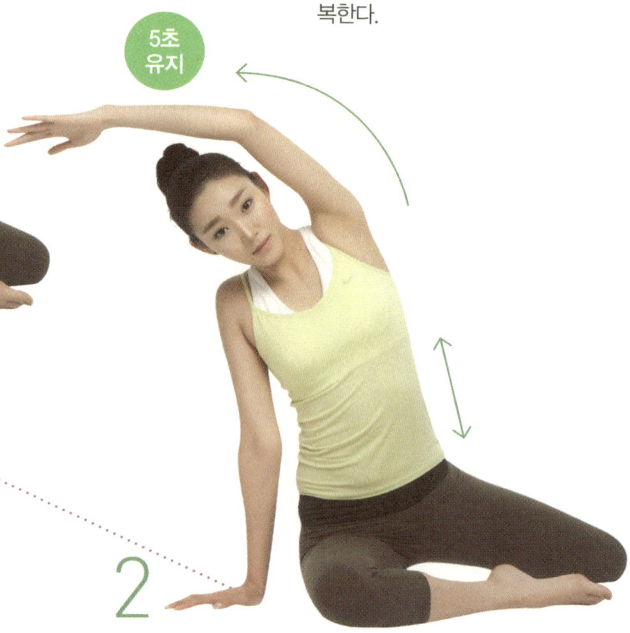

5초 유지

POINT
골반이 기울어지면 쿠션을 골반 밑에 받쳐도 된다.
몸이 많이 기울어지면 한쪽 손은 바닥을 짚는다.

58

골반 교정 다이어트

2 다리 꼰 오뚝이

옆구리 군살이 빠지고 비틀어진 허리를 교정한다.

좌우 20회

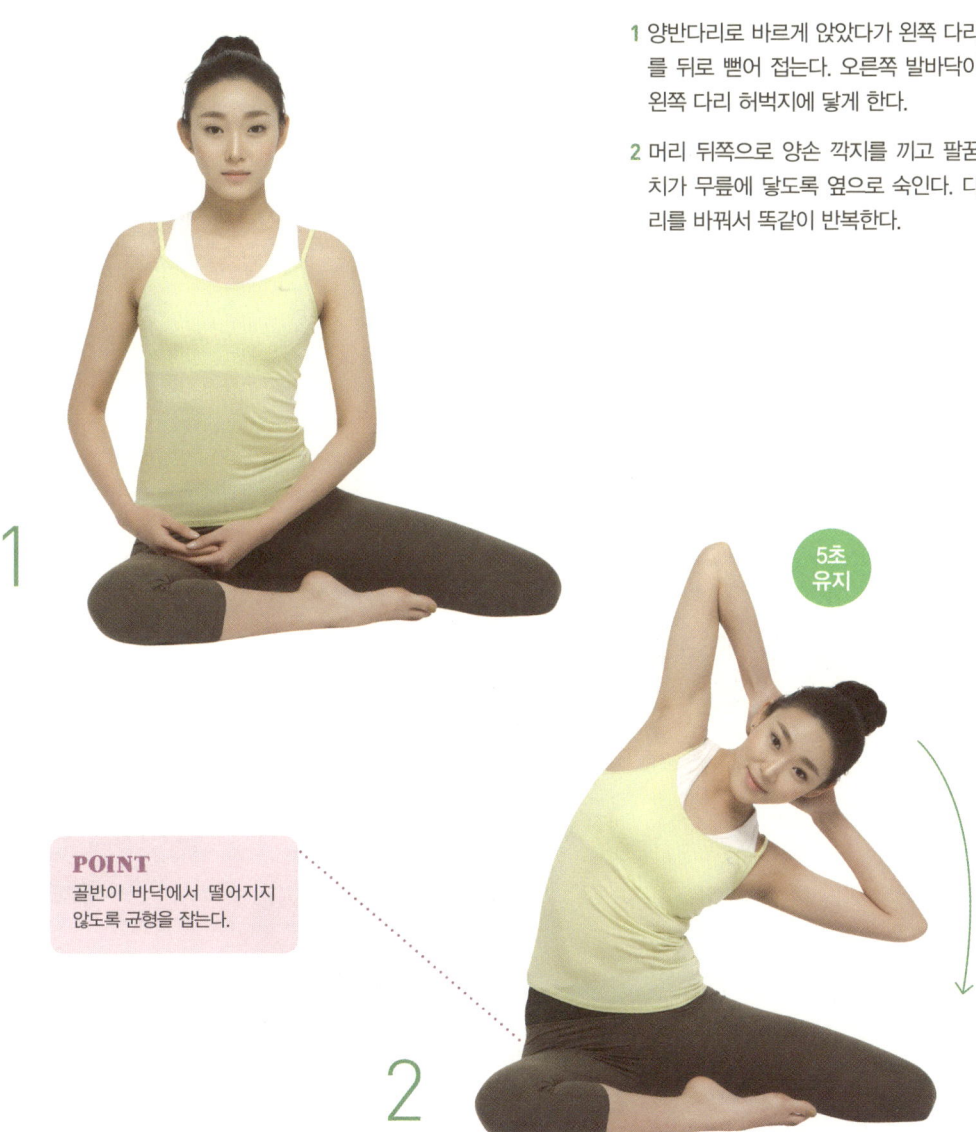

1 양반다리로 바르게 앉았다가 왼쪽 다리를 뒤로 뻗어 접는다. 오른쪽 발바닥이 왼쪽 다리 허벅지에 닿게 한다.

2 머리 뒤쪽으로 양손 깍지를 끼고 팔꿈치가 무릎에 닿도록 옆으로 숙인다. 다리를 바꿔서 똑같이 반복한다.

POINT
골반이 바닥에서 떨어지지 않도록 균형을 잡는다.

5초 유지

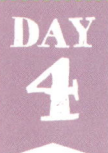

DAY 4 잘록한 허리 만들기2

비틀어진 골반과 허리를 교정하고 허리 군살도 빠진다.

1. 다리 꼰 오뚝이의 큰절

복근이 탄탄해지고 옆구리와 허리의 군살이 빠진다.

각각 **20회**

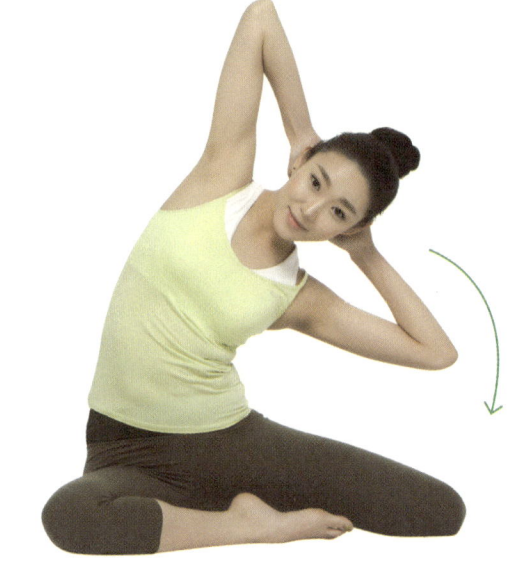

1 양반다리로 바르게 앉았다가 왼쪽 다리를 뒤로 뻗어 접는다. 오른쪽 발바닥이 왼쪽 다리 허벅지에 닿게 한다. 머리 뒤쪽으로 양손 깍지를 끼고 팔꿈치가 무릎에 닿도록 옆으로 숙인다.

2 제자리로 돌아와, 다리는 그대로 유지한 상태에서 두 팔을 앞으로 쭉 뻗고 가슴이 바닥에 닿도록 엎드린다. 그 상태로 5초간 유지한 후에 다리를 바꿔서 반복한다.

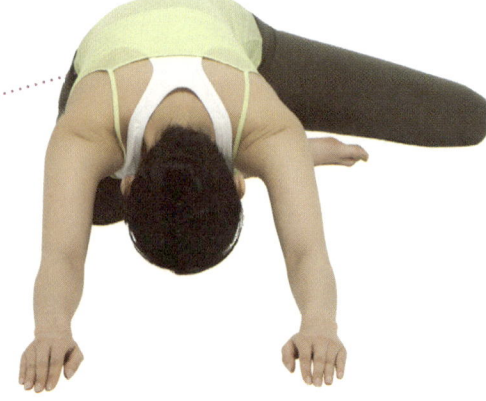

5초 유지

POINT 골반이 바닥에서 떨어지지 않게 한다.

2 벽에 기대 골반 빼기

울퉁불퉁 옆구리 군살을 판판하게 펴줘 허리를 잘록하게 만든다.

좌우 20회

1 벽에서 30cm 정도 떨어져서 팔을 접어 벽에 대고 선다.

2 골반을 옆으로 기울이며 벽에 체중을 싣고 허리가 휘게 한다. 5초간 유지한 후 원위치한다. 반대쪽도 똑같이 반복한다.

POINT
골반과 옆구리 군살을 빼려면 무릎을 구부리고 한다.
골반이 앞이나 뒤로 빠지지 않게 균형을 유지한다.

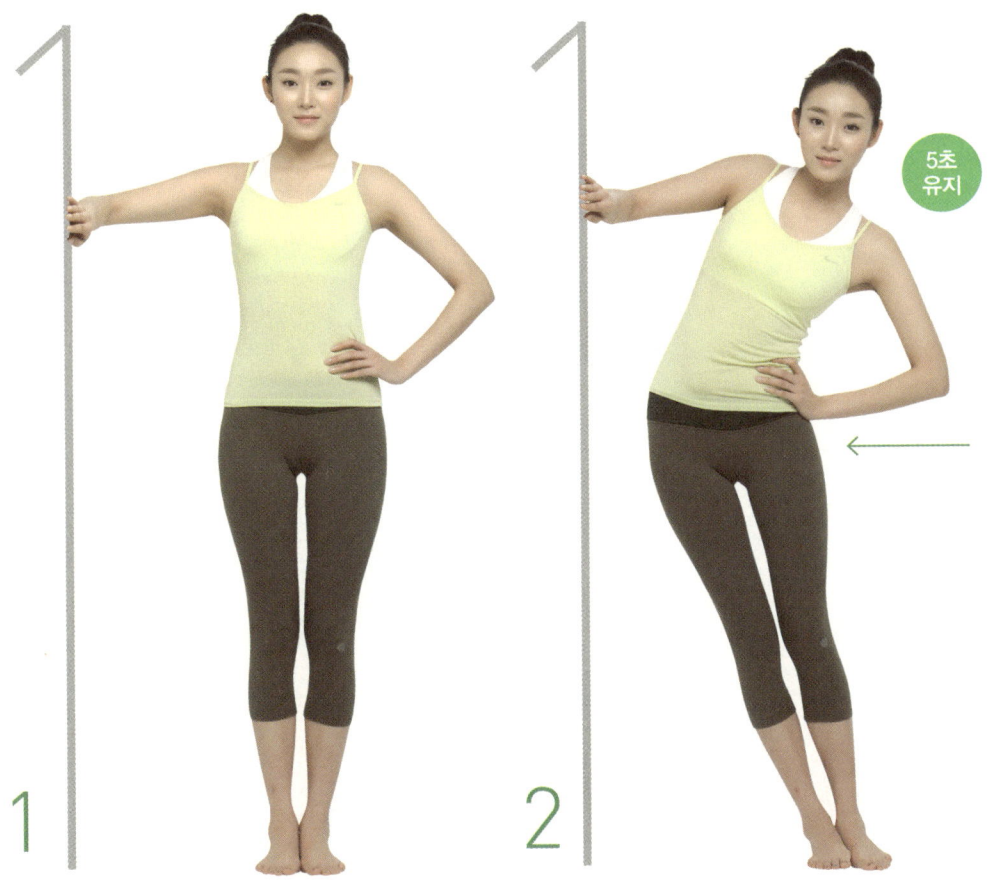

5초 유지

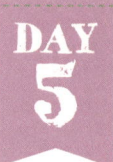

DAY 5 뻑뻑하게 굳은 고관절 풀어주기

고관절 군살이 빠지고, 뻑뻑하게 굳은 고관절과 골반을 풀어준다.

1 누워서 다리 꼬아 당기기

뻑뻑한 고관절과 골반을 풀어주고 교정한다.

좌우 30회

1 양쪽 무릎을 세우고 누운 후, 오른쪽 발을 왼쪽 허벅지 위로 올린다.

2 다리 사이로 양손을 넣어 무릎 뒤에서 깍지를 끼고 가슴 쪽으로 다리를 잡아 당긴다. 그 상태로 5초간 유지한 후 원위치한다. 다리를 바꿔서 똑같이 반복한다.

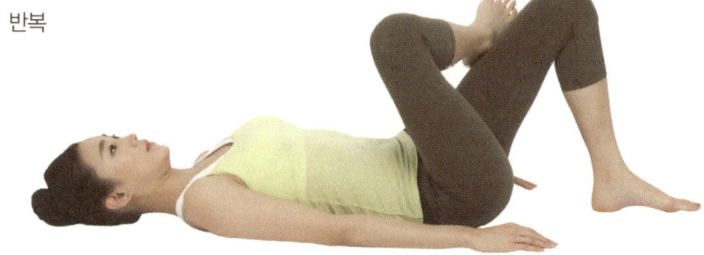

POINT
어깨가 바닥에서 떨어지지 않게 한다.
유연성이 부족한 경우, 무리해서 다리를 잡아당기지 않는다.

5초 유지

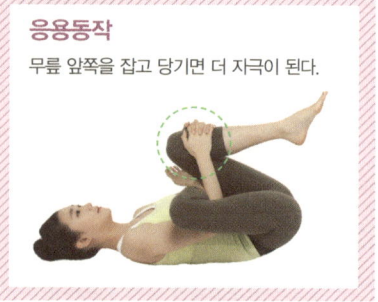

응용동작
무릎 앞쪽을 잡고 당기면 더 자극이 된다.

2 한쪽 양반다리하고 상체 숙이기

굳은 골반과 고관절을 스트레칭한다.

좌우 **30**회

1 양반다리를 하고 앉은 다음, 한쪽 다리를 뒤로 쭉 뻗는다.

2 가슴이 바닥에 닿도록 상체를 앞으로 숙이고 근육을 이완시킨다. 그 상태로 5초간 유지한 후 원위치한다. 다리를 바꿔서 똑같이 반복한다.

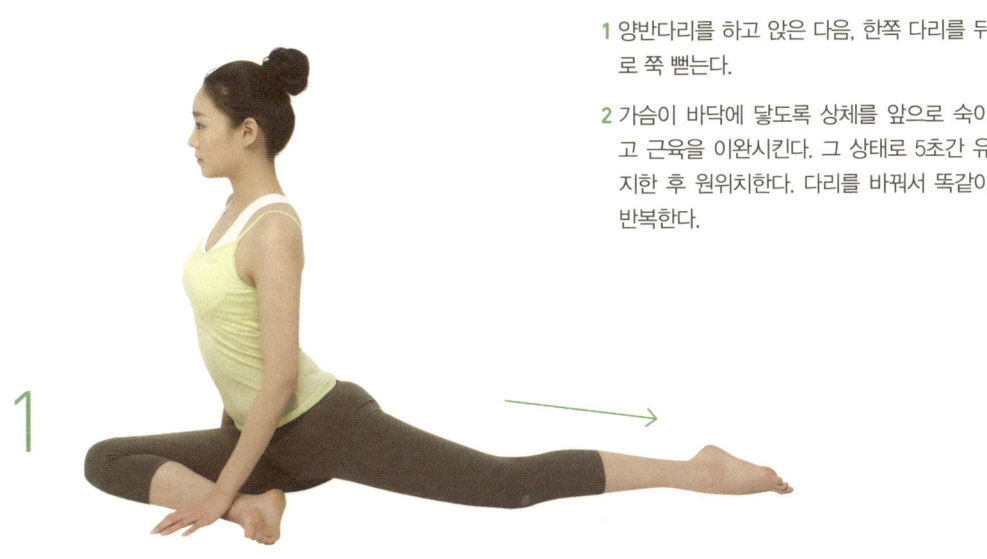

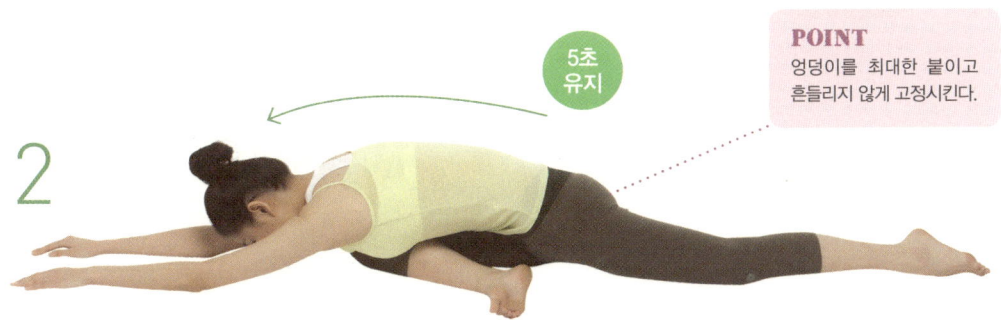

POINT
엉덩이를 최대한 붙이고 흔들리지 않게 고정시킨다.

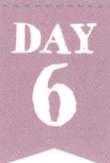

DAY 6 뻣뻣한 허리 풀어주기

옆구리와 허리 라인을 잘록하게 만들어주고, 옆구리 군살 제거, 비틀어진 허리를 교정한다.

1. 다리 꼰 오뚝이의 큰절

비틀어진 골반과 허리를 교정한다.

좌우 20회

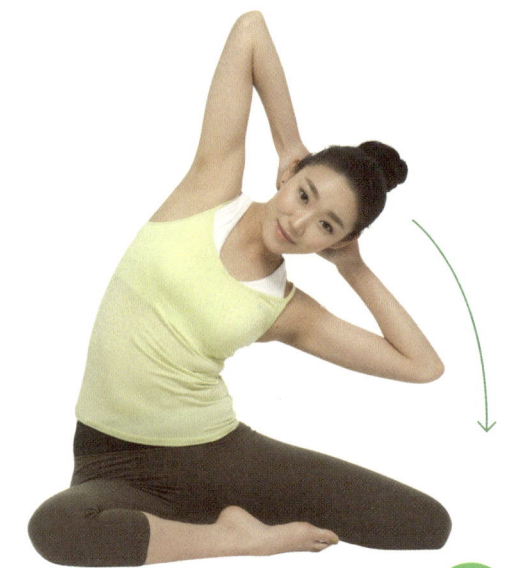

1. 양반다리로 바르게 앉았다가 왼쪽 다리를 뒤로 뻗어 접는다. 오른쪽 발바닥이 왼쪽 다리 허벅지에 닿게 한다. 머리 뒤쪽으로 양손 깍지를 끼고 팔꿈치가 무릎에 닿도록 옆으로 숙인다.

2. 제지리로 돌아와, 나리는 그대로 유지한 상태에서 두 팔을 앞으로 쭉 뻗고 가슴이 바닥에 닿도록 엎드린다. 그 상태로 5초간 유지한 후 원위치한다. 다리를 바꿔서 반복한다.

5초 유지

POINT 골반이 바닥에서 떨어지지 않게 한다.

2 팔꿈치 고정하고 뒤돌아보기

비틀어진 허리 라인을 대칭으로 만든다.

좌우 20회

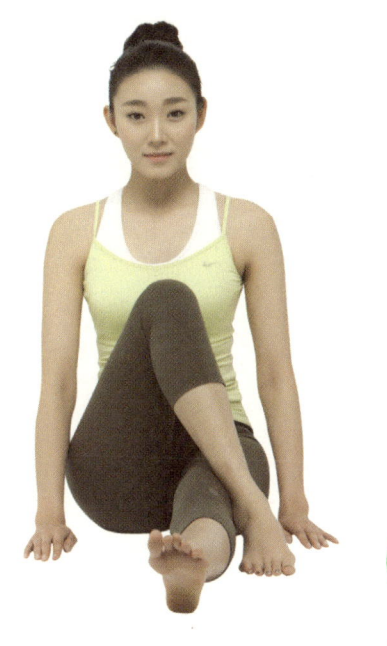

1 허리를 펴고 앉아서 오른쪽 다리를 접어 왼쪽 다리 무릎의 바깥쪽에 놓는다.

2 왼손은 오른쪽 무릎 바깥쪽 바닥을 짚는다. 왼쪽 팔로 무릎을 밀면서 몸통을 비튼 상태로 5초간 유지한다. 다리를 바꿔서 반복한다.

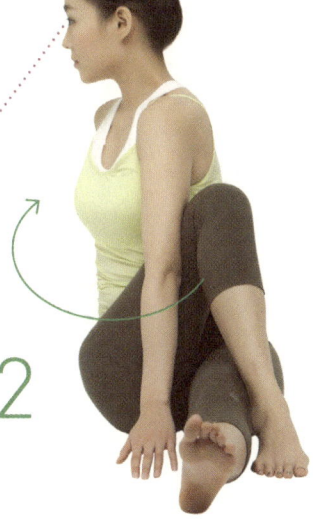

5초 유지

POINT
자세가 고정되도록 오른손은 바닥을 짚어 지지해준다. 몸통을 비틀었을 때 시선은 되도록 180도 뒤를 바라본다.

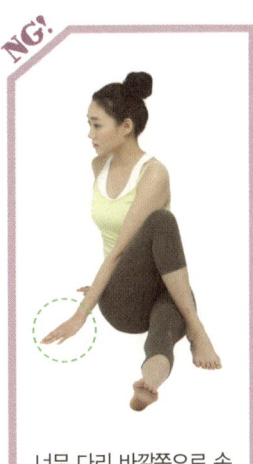

NG!

너무 다리 바깥쪽으로 손을 짚지 않는다.

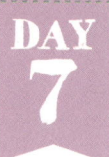

DAY 7 골반·허벅지 라인 판판하게 펴주기

허벅지와 복근이 탄탄해지고, 허벅지와 골반 앞쪽의 군살이 빠진다.

1 다리 벌려 무릎 90도 굽히기

다리 부기와 허벅지 군살이 빠지고 탄력이 생긴다.

좌우 **20회**

1 옆을 보고 서서 오른쪽 발은 앞으로, 왼쪽 발은 뒤로 뻗는다.

2 상체는 똑바로 유지한 채 오른쪽 다리를 90도로 굽힌다. 왼쪽 다리는 일자를 유지하고 발뒤꿈치는 들어준다. 엉덩이를 앞으로 밀어주며 3초 동안 유지한다. 다리를 바꿔서 반복한다.

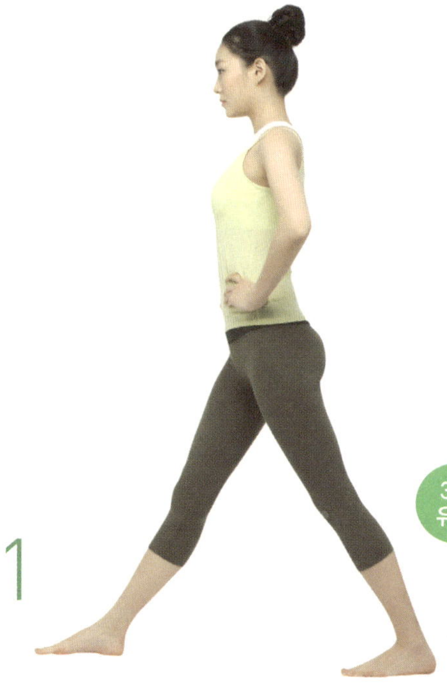

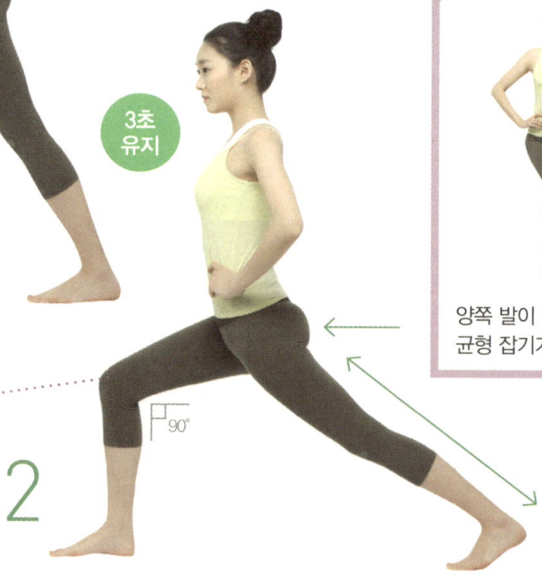

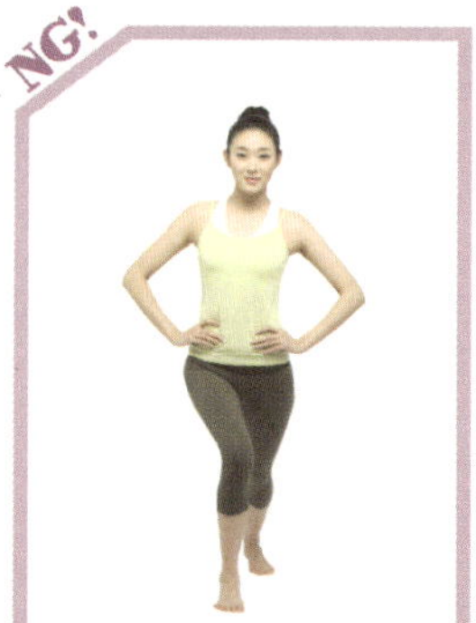

3초 유지

NG! 양쪽 발이 일직선이 되면 균형 잡기가 어렵다.

POINT 앞으로 내민 무릎이 아프면 1초 간격으로 반복한다.

2 비둘기 자세로 다리 당기기

허벅지 군살이 빠지고, 허리 라인이 잘록해진다.

좌우 20회

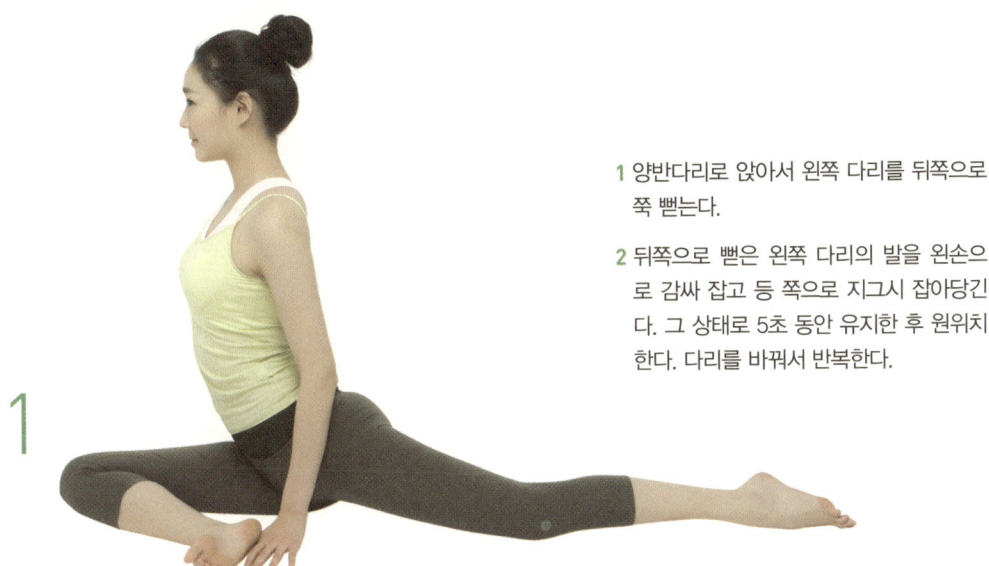

1 양반다리로 앉아서 왼쪽 다리를 뒤쪽으로 쭉 뻗는다.

2 뒤쪽으로 뻗은 왼쪽 다리의 발을 왼손으로 감싸 잡고 등 쪽으로 지그시 잡아당긴다. 그 상태로 5초 동안 유지한 후 원위치한다. 다리를 바꿔서 반복한다.

POINT
균형을 잡아 몸이 기울어지지 않게 한다.
힘들면 발을 잡지 않은 손으로 바닥을 짚어 몸을 지탱한다.

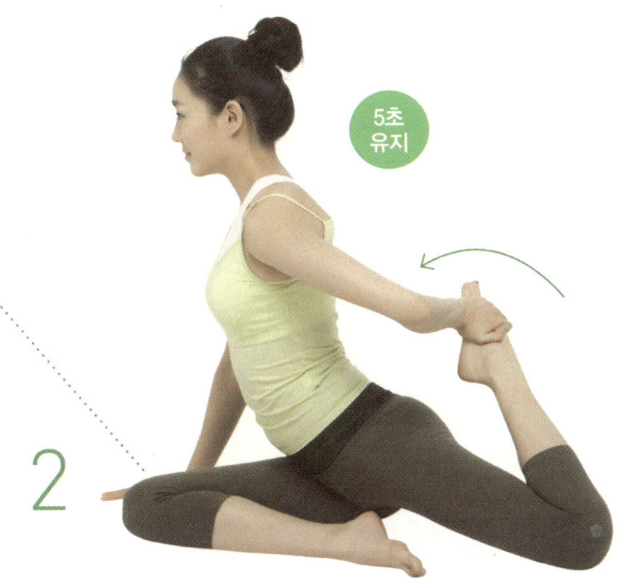

5초 유지

PART 2 골반 교정 다이어트 30일 플랜

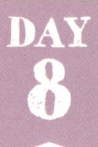

DAY 8 허벅지·다리 라인 판판하게 펴주기

허벅지 군살을 제거해주며, 다리 부기를 빼준다.

1 앉아서 활쏘기
구부정한 등과 허리를 반듯하게 펴준다.

20회

1 허리를 펴고 무릎을 꿇고 앉는다.

2 양손으로 엉덩이 뒤쪽을 짚고 5초 정도 허벅지 앞쪽을 스트레칭한다. 골반과 허리를 들어 활처럼 휘게 한다.

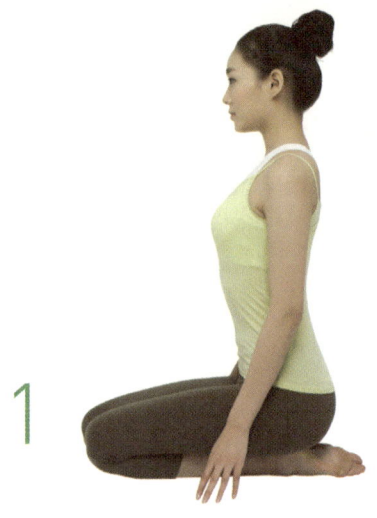

POINT
양손으로 바닥을 밀어 허리가 최대한 활처럼 휘게 한다.

5초 유지

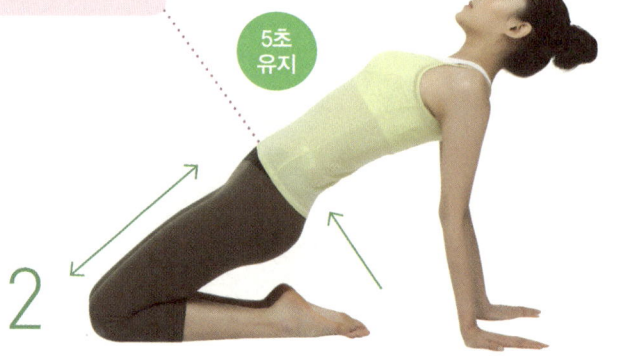

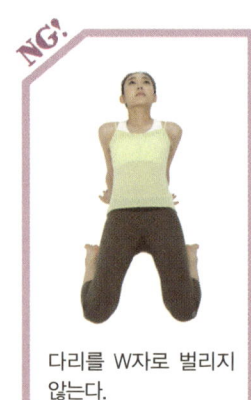

다리를 W자로 벌리지 않는다.

골반 교정 다이어트

2 다리 펴고 신발 끈 묶기

허벅지, 종아리의 부기와 군살을 뺀다.

좌우 **20회**

1 오른쪽 다리는 쭉 펴고, 왼쪽 다리는 90도로 구부려 무릎을 바닥에 댄다. 상체는 바로 세운다.

2 천천히 상체를 구부려 마치 신발 끈을 묶으려는 것처럼 양손으로 발목을 잡는다. 그 상태로 5초 동안 유지한 후 원위치한다. 다리를 바꿔서 반복한다.

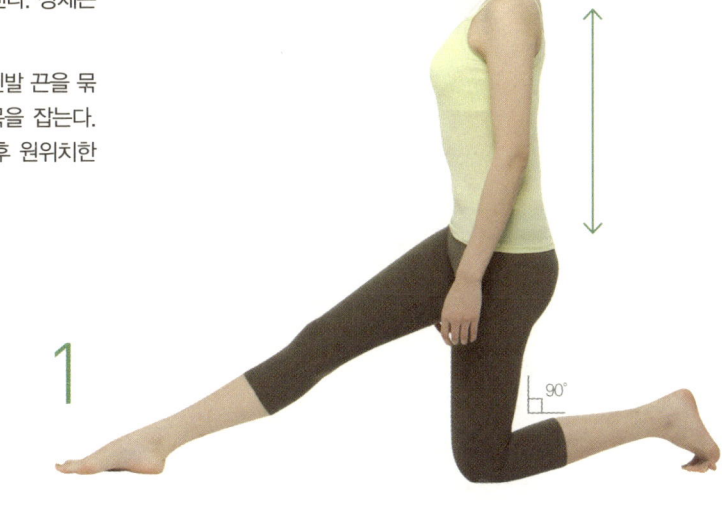

POINT
힘들면 한쪽 손은 바닥을 짚어 몸을 지탱한다. 발끝을 잡으면 운동 효과가 더 크다.

3초 유지

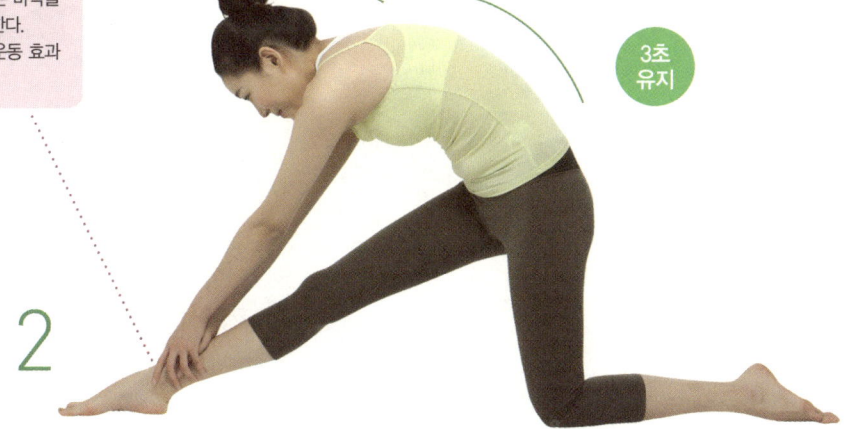

PART 2 골반 교정 다이어트 30일 플랜

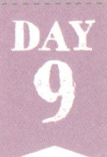

DAY 9 허벅지·다리 라인 판판하게 펴주기2

허벅지 군살을 제거해주며, 다리 부기를 진정시킨다.

1 ㄱ자 허리 숙이기

다리 부기와 허벅지 군살이 빠지고, 다리 라인이 예뻐진다.

좌우 20회

1 오른쪽 다리는 앞으로 쭉 뻗고, 왼쪽 다리는 뒤로 접어 뒤꿈치가 엉덩이에 닿게 앉는다.

2 허리를 숙여 앞으로 뻗은 다리의 발끝을 양손으로 잡는다. 3초 정도 버틴다. 다리를 바꿔서 반복한다.

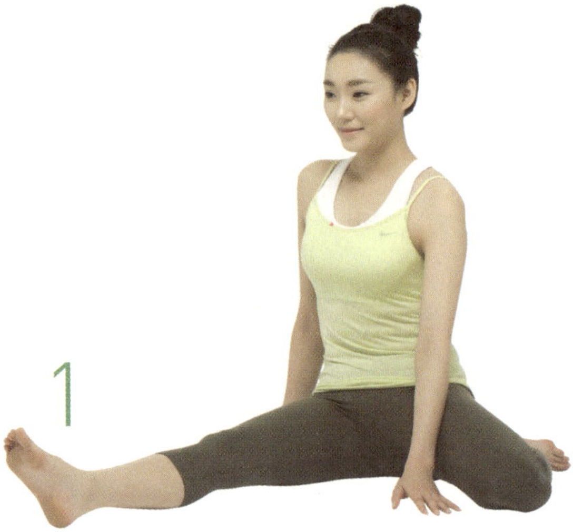

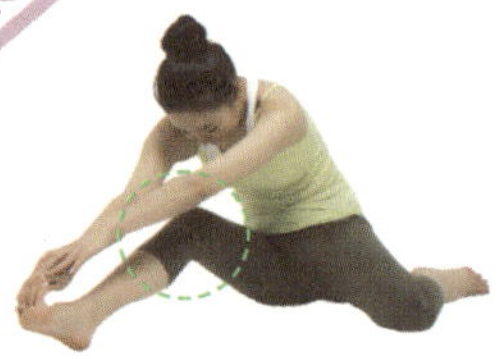

NG! 다리를 구부리지 않는다.

POINT 유연성이 부족한 사람은 무리하게 하지 않는다.

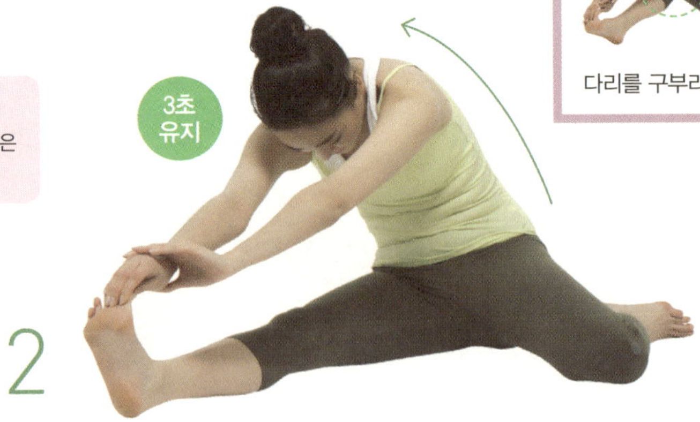

3초 유지

골반 교정 다이어트

2 한쪽 다리 접고 상체 숙이기

다리 라인을 반듯하게 하고, 허벅지와 종아리의 부기를 빼준다.

좌우 **20**회

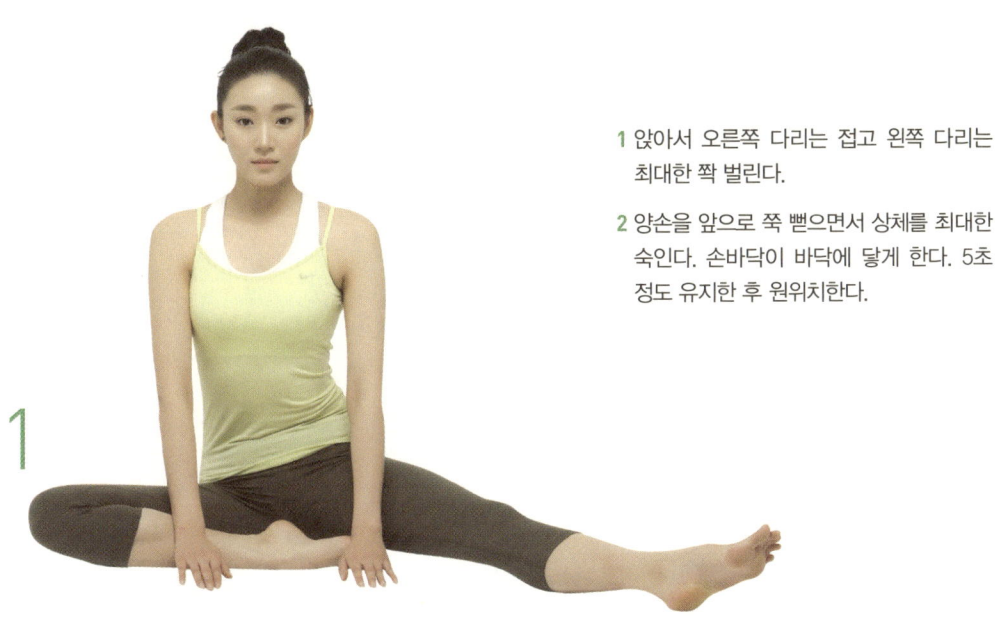

1 앉아서 오른쪽 다리는 접고 왼쪽 다리는 최대한 쫙 벌린다.

2 양손을 앞으로 쭉 뻗으면서 상체를 최대한 숙인다. 손바닥이 바닥에 닿게 한다. 5초 정도 유지한 후 원위치한다.

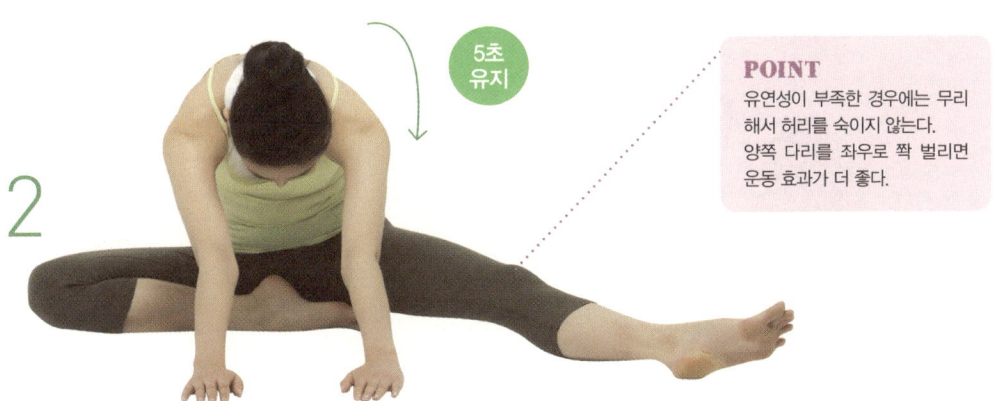

5초 유지

POINT
유연성이 부족한 경우에는 무리해서 허리를 숙이지 않는다. 양쪽 다리를 좌우로 쫙 벌리면 운동 효과가 더 좋다.

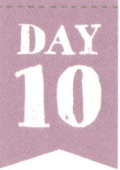

DAY 10 비틀어진 골반 교정하기

비틀어진 골반을 균형 있게 바로 잡는다.

1 팔꿈치 고정하고 뒤돌아보기

비틀어진 허리 라인을 대칭으로 만든다.

좌우 **20회**

1 허리를 펴고 앉아서 오른쪽 다리를 접어 왼쪽 다리 무릎의 바깥쪽에 놓는다.

2 왼손은 오른쪽 무릎 바깥쪽 바닥을 짚는다. 왼쪽 팔로 무릎을 밀면서 몸통을 오른쪽으로 최대한 비튼 상태로 5초간 유지한다. 다리를 바꿔서 반복한다.

POINT
자세가 고정되도록 오른손은 바닥을 짚어 지지해준다.
몸통을 비틀었을 때 시선은 되도록 180도 뒤를 바라본다.

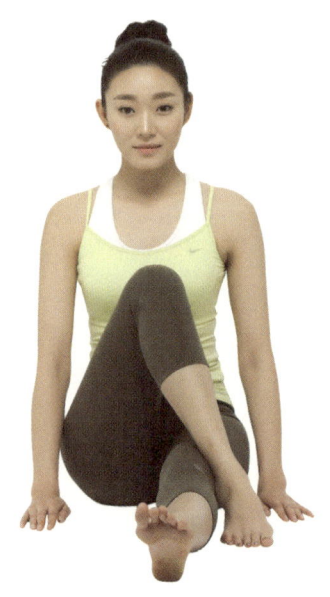

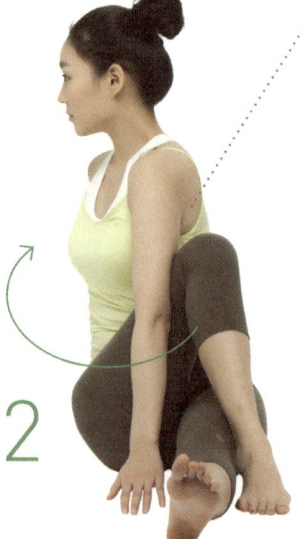

5초 유지

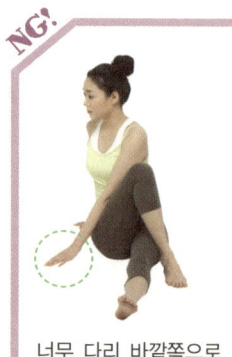

너무 다리 바깥쪽으로 손을 짚지 않는다.

2 누워서 다리 꼬아 당기기
뻑뻑한 고관절과 골반을 풀어주고 교정한다.

좌우 **30회**

1 양쪽 무릎을 세우고 누운 후, 오른쪽 발을 왼쪽 허벅지 위로 올린다.

2 다리 사이로 양손을 넣어 무릎 뒤에서 깍지를 끼고 가슴 쪽으로 다리를 잡아당긴다. 5초간 유지한 후 원위치한다. 다리를 바꿔서 똑같이 반복한다.

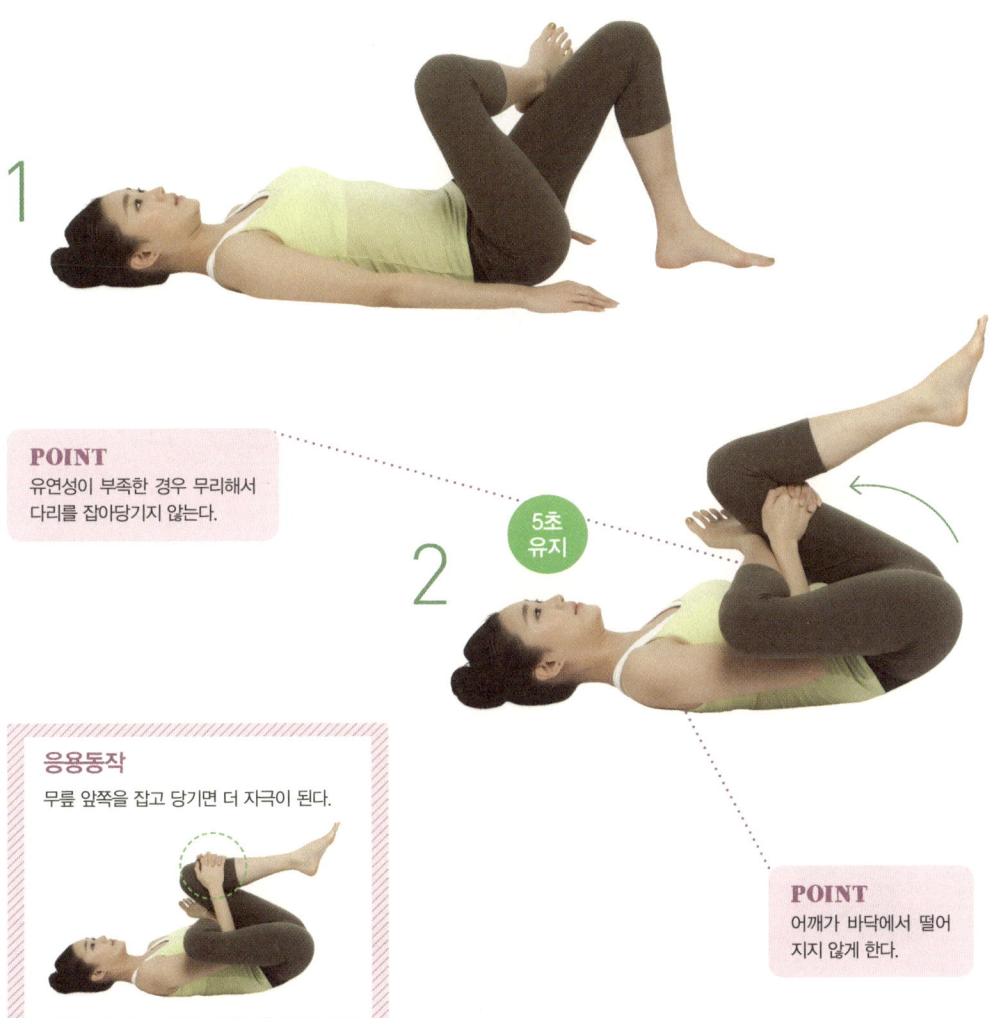

POINT
유연성이 부족한 경우 무리해서 다리를 잡아당기지 않는다.

5초 유지

응용동작
무릎 앞쪽을 잡고 당기면 더 자극이 된다.

POINT
어깨가 바닥에서 떨어지지 않게 한다.

DAY 11 비틀어진 골반 교정하기2

비틀어진 골반을 균형 있게 바로잡는다.

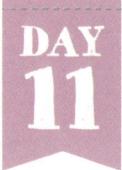

1. 골반 비틀기

비틀어진 골반을 교정하고, 비틀어진 허리 라인을 대칭으로 만든다.

좌우 20회

1 양팔을 옆으로 쭉 뻗고 왼쪽 다리를 세우고 눕는다. 손바닥은 바닥을 짚는다.

2 왼쪽 다리를 오른쪽으로 최대한 넘긴다. 시선은 왼쪽을 향한다. 오른손으로 왼쪽 무릎을 눌러 최대한 몸통을 비튼 상태로 5초간 유지한다. 다리를 바꿔서 반복한다.

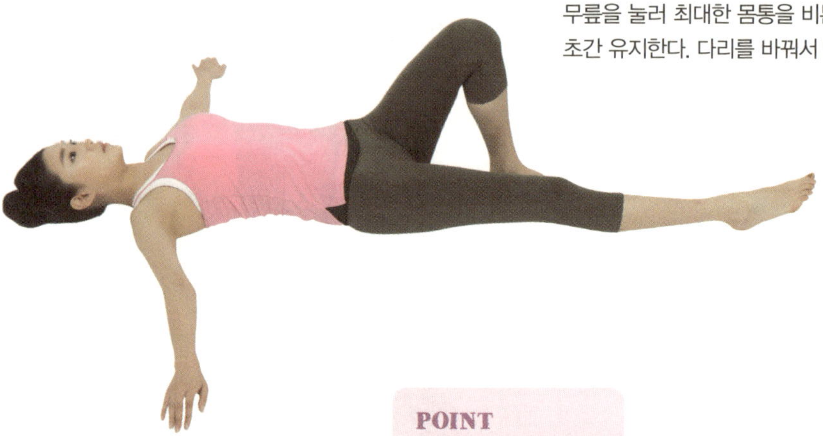

POINT 어깨가 뜨지 않아야 한다.

5초 유지

골반 교정 다이어트

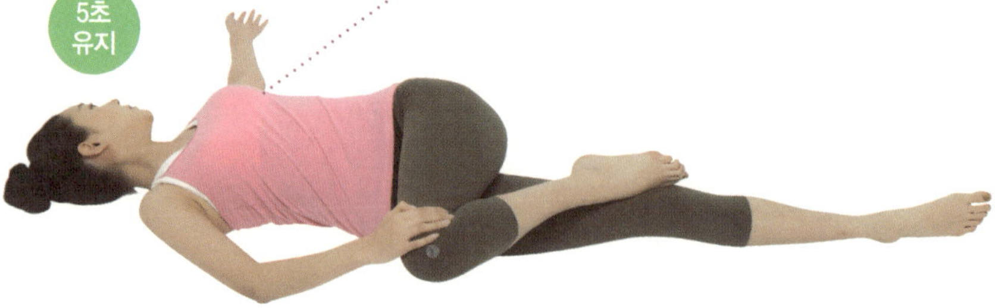

2 누워서 무릎 구부려 몸통 비틀기

비틀어진 골반을 교정하고, 골반의 균형을 바로잡는다.

좌우 **20회**

1. 양팔을 벌리고 누워 양쪽 무릎을 90도로 접어 들어 올린다.
2. 그 상태에서 다리를 오른쪽으로 기울인다. 3초간 유지한다. 다시 가운데로 돌아온 후 왼쪽으로 기울인다.

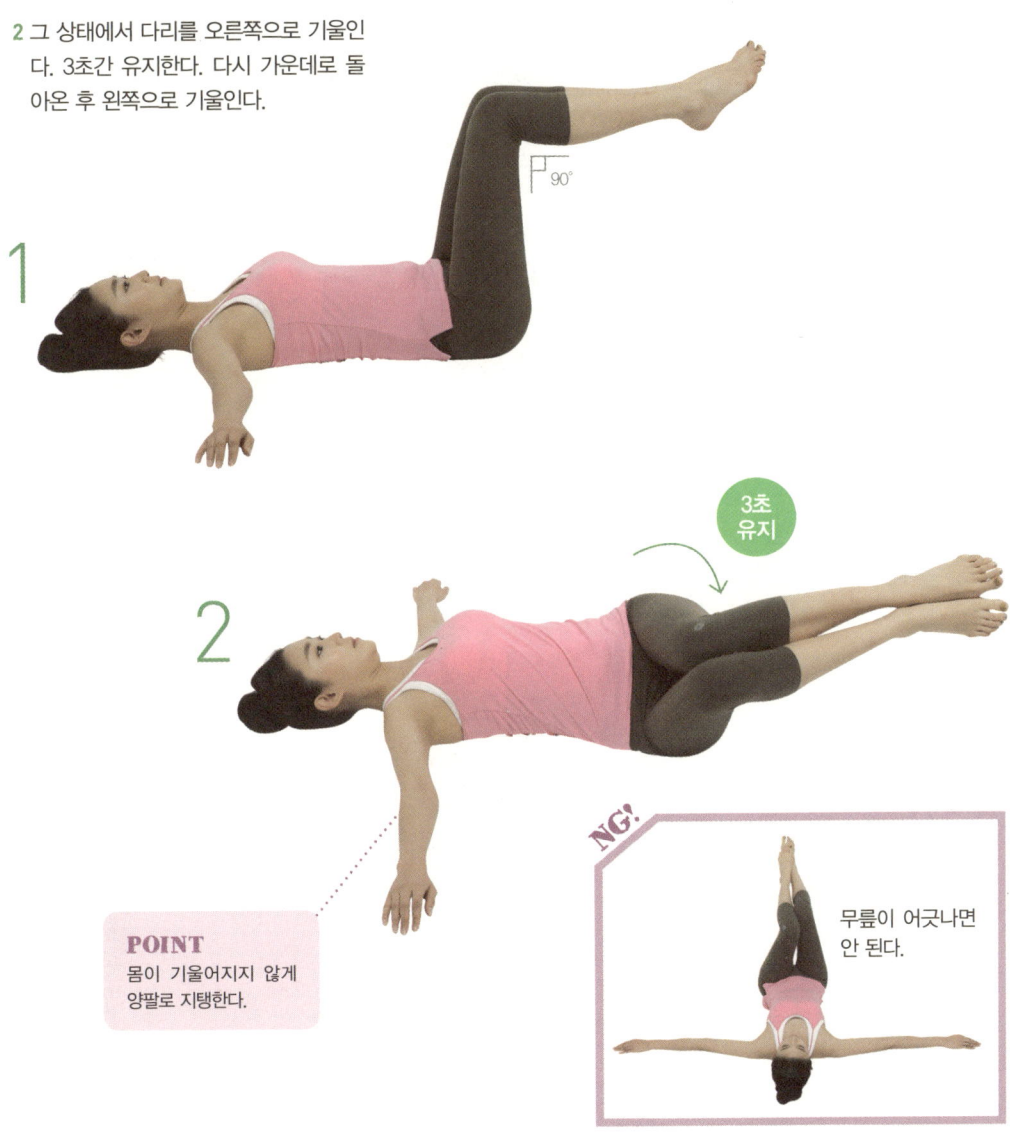

POINT
몸이 기울어지지 않게 양팔로 지탱한다.

NG!
무릎이 어긋나면 안 된다.

PART 2 골반 교정 다이어트 30일 플랜

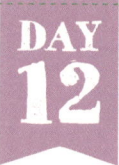

DAY 12 골반 교정하고 밸런스 UP시키기

골반의 좌우 균형을 잡고 골반 근육을 대칭으로 만든다.

1 한쪽 다리씩 바깥쪽으로 돌리기

골반을 조여주는 골반 축소 효과가 있다.

좌우 **20회**

1 다리를 골반 넓이로 벌린 채 척추를 바르게 세우고 선다. 오른쪽 발을 들어올려 왼쪽 다리의 무릎 뒤에 붙여 고정시킨다.

2 오른쪽 다리의 무릎을 바깥쪽으로 돌려주며 최대한 무릎과 무릎의 간격을 넓힌다. 3초간 유지한 후 원위치한다. 다리를 바꿔서 똑같이 반복한다.

POINT 고관절이 흔들리거나 움직이지 않게 한다.

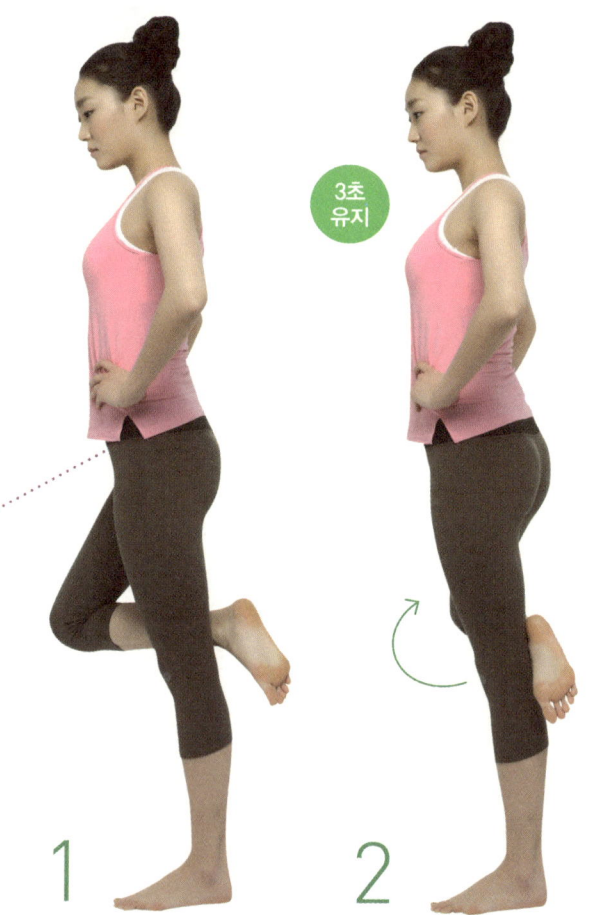

3초 유지

1　2

2 다리 꼬고 앉았다 일어나기

골반 밸런스를 잡아주어 틀어진 골반을 교정한다.

좌우 20회

1 양손을 합장하고 바르게 선다. 왼쪽 다리를 들어 올려 오른쪽 다리에 꼬아 감는다.

2 오른쪽 다리의 무릎을 구부리고 3초 정도 버틴다. 다리를 바꿔서 반복한다.

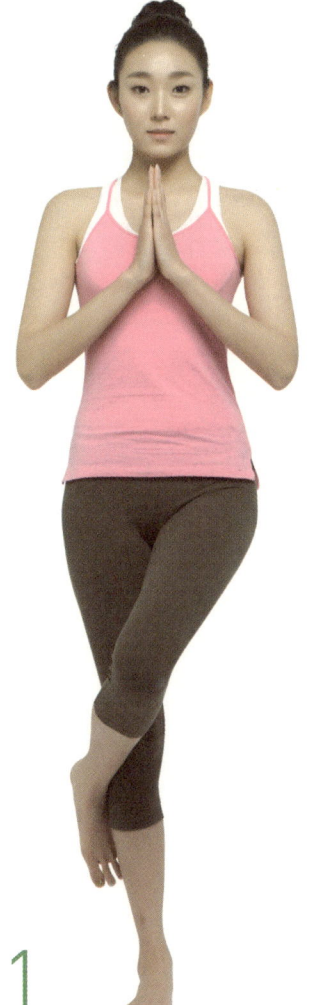

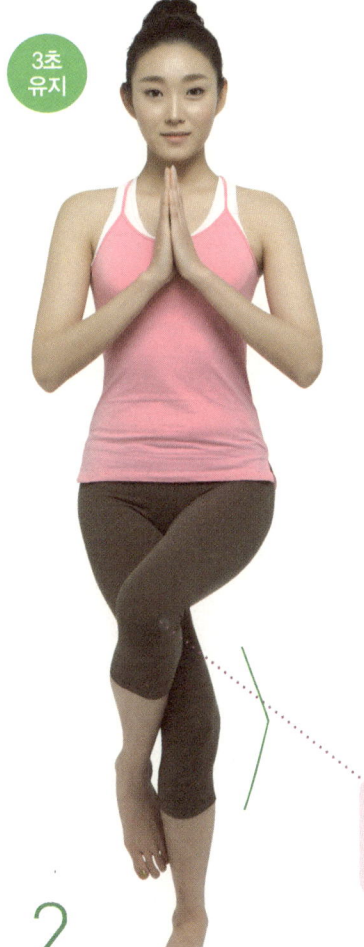

3초 유지

POINT
무릎을 구부렸을 때 무게 중심이 흔들리지 않게 한다.

PART 2 골반 교정 다이어트 30일 플랜

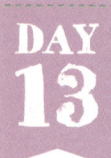

DAY 13 비틀어진 허리 교정하기

한쪽 허리는 일자, 한쪽 허리는 쑥 들어간 불균형한 몸매를 바로 잡는다.

1 무릎 구부려 몸통 돌리기

틀어진 허리를 교정하고, 허리 라인을 날씬하게 만든다.

좌우 **30회**

1. 허리는 곧게 편 채 왼쪽 다리를 한 발 앞으로 내밀어 구부리고, 오른쪽 다리를 뒤로 뻗는다. 양손은 깍지 끼고 앞으로 쭉 뻗는다.

2. 양손을 옆으로 이동시키며 허리를 돌린다. 최대한 몸통을 비튼 상태로 5초간 유지한다. 다리를 바꿔서 반복한다.

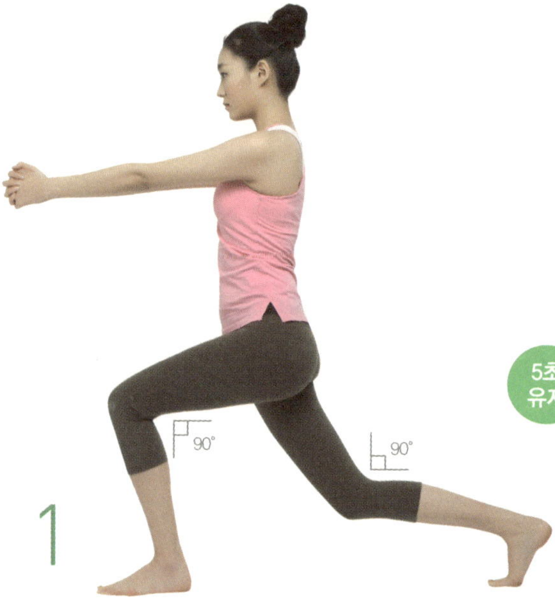

POINT 시선은 손 쪽을 향한다.

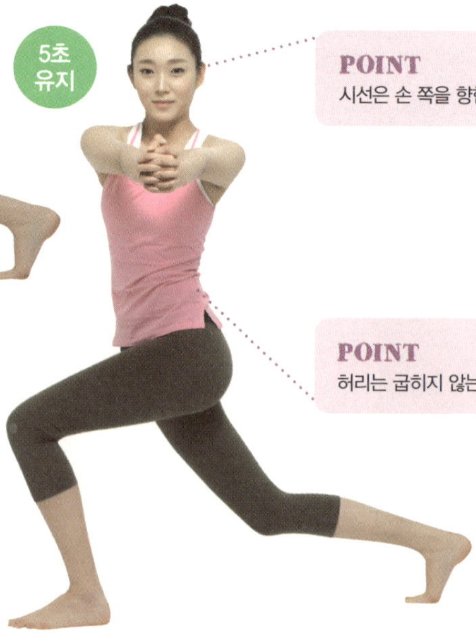

POINT 허리는 굽히지 않는다.

POINT 앞뒤 다리를 90도로 유지할 수록 효과가 뛰어나다.

5초 유지

2 강아지 꼬리 흔들기

좌우 허리 군살이 빠지고 허리 라인이 매끈해진다.

30회

1 무릎을 붙이고 꿇어 앉은 다음 양쪽 손바닥으로 바닥을 짚는다.

2 골반과 양쪽 다리를 왼쪽, 오른쪽으로 흔든다.

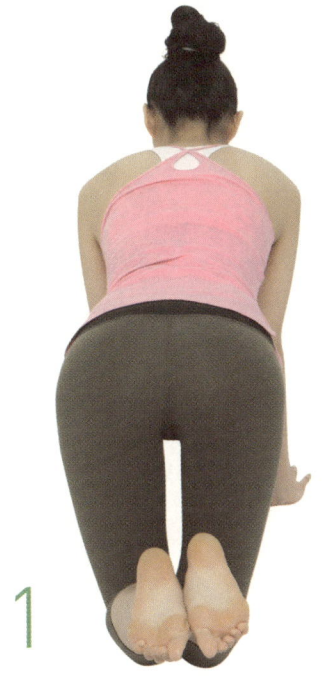

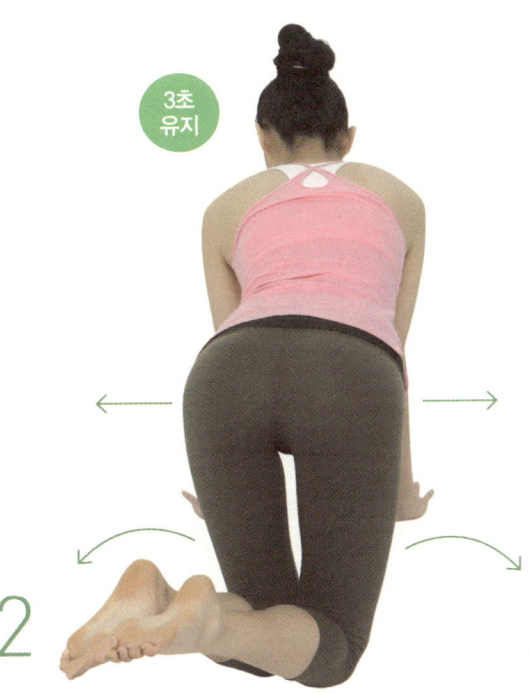

3초 유지

POINT
다리를 흔들 때 골반도 좌우로 흔든다.

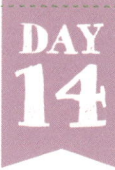

DAY 14 비틀어진 고관절 교정 스트레칭

보기 싫게 툭 튀어나온 고관절이 교정되어 레깅스 라인이 달라진다.

1 옆으로 누워 다리 들기

고관절 교정 및 힙업, 탄력 있는 허벅지 라인을 만든다.

좌우 30회

1. 오른쪽 다리를 접고 옆으로 편하게 눕는다. 오른쪽 손은 위로 뻗어 몸의 균형을 잡고 왼쪽 손은 허리를 잡는다.

2. 발끝을 당긴 상태에서 골반이 흔들리지 않게 유지한 후, 쭉 뻗은 왼쪽 발을 위로 쭉 5초간 올렸다 내린다. 다리를 바꿔서 반복한다.

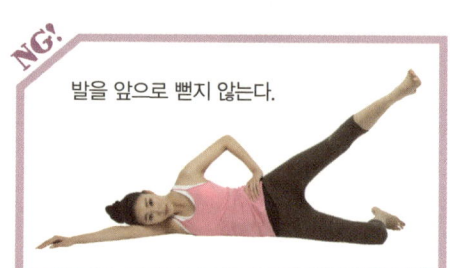

NG! 발을 앞으로 뻗지 않는다.

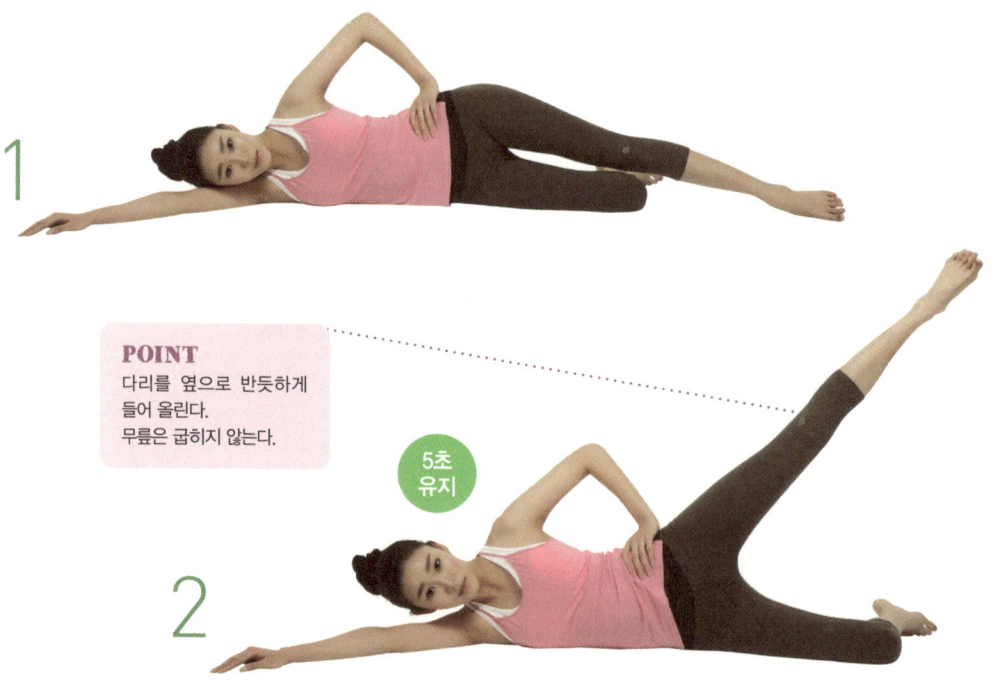

POINT
다리를 옆으로 반듯하게 들어 올린다.
무릎은 굽히지 않는다.

5초 유지

2 옆으로 누워 무릎 벌리기

틀어져 툭 튀어나온 고관절을 교정하고, 뻣뻣한 고관절을 풀어준다.

좌우 **30**회

1 무릎을 모으고 옆으로 눕는다. 오른쪽 손은 위로 뻗어 몸의 균형을 잡고, 왼쪽 손은 허리를 잡는다.

2 양쪽 무릎을 벌려 마름모꼴로 만든다. 벌린 채 5초 정도 유지한다. 반대쪽으로 누워서 반복한다.

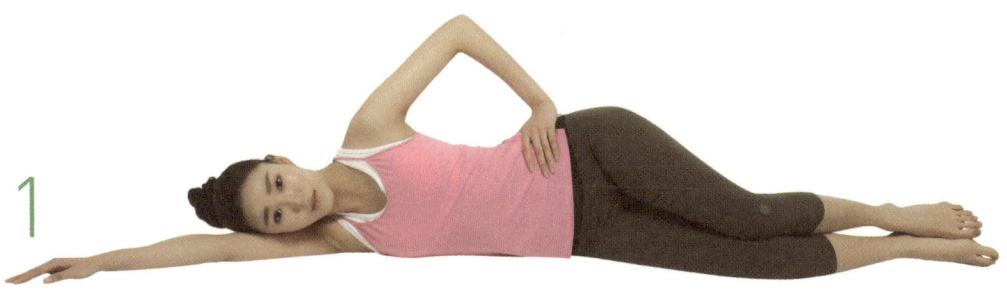

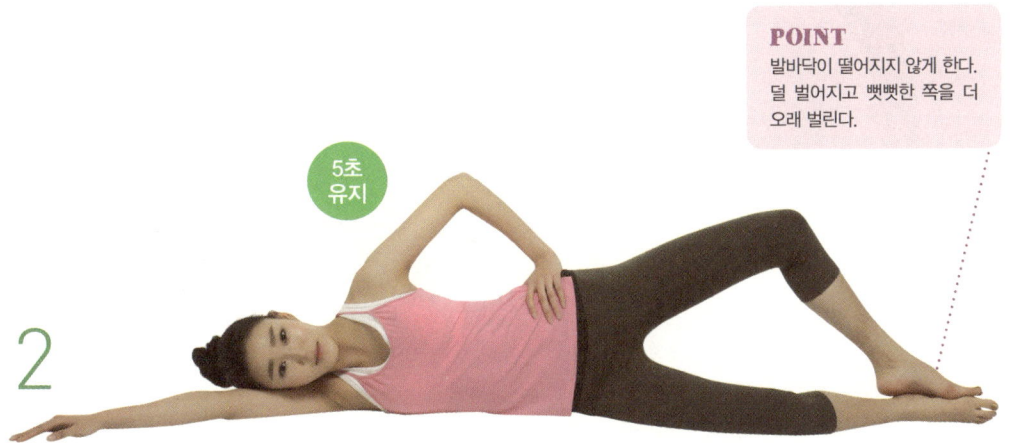

POINT
발바닥이 떨어지지 않게 한다. 덜 벌어지고 뻣뻣한 쪽을 더 오래 벌린다.

5초 유지

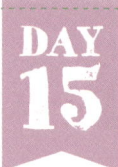

비틀어진 고관절 교정 스트레칭2

고관절을 교정하고 틀어진 몸매를 바로잡는다.

1 무릎 구부리고 중심 이동하기

툭 튀어나온 고관절을 교정한다.

좌우 **30**회

1 다리를 어깨너비보다 두 배 넓게 벌리고 선다. 오른쪽 다리는 앞쪽으로 뻗어서 구부리고, 왼쪽 다리는 뒤로 쭉 뻗는다. 이때 발바닥의 방향은 11자를 유지한다.

2 오른쪽 다리의 무릎을 대각선 방향으로 밀어준다. 3초간 유지한 후 원위치한다. 다리를 바꿔서 반복한다.

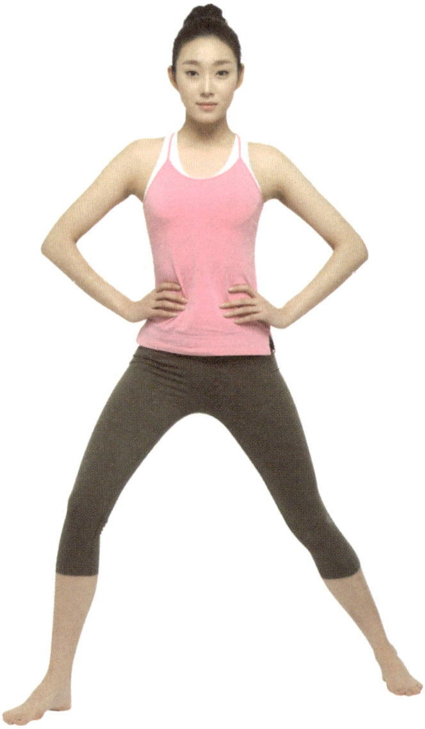

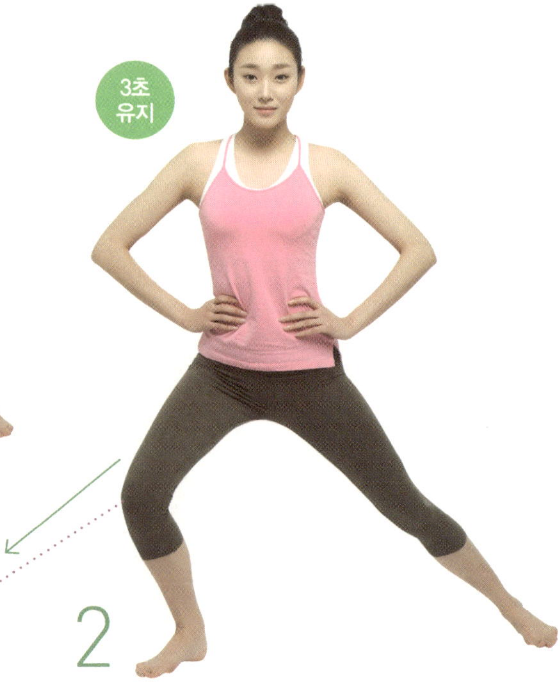

3초 유지

POINT
무릎을 지나치게 구부리지 않는다. 구부린 무릎으로 체중을 이동시킬 때 통증이 있을 수 있다.

2 옆으로 다리 들기

벌어지고 툭 튀어나온 고관절을 교정한다.

좌우 **20**회

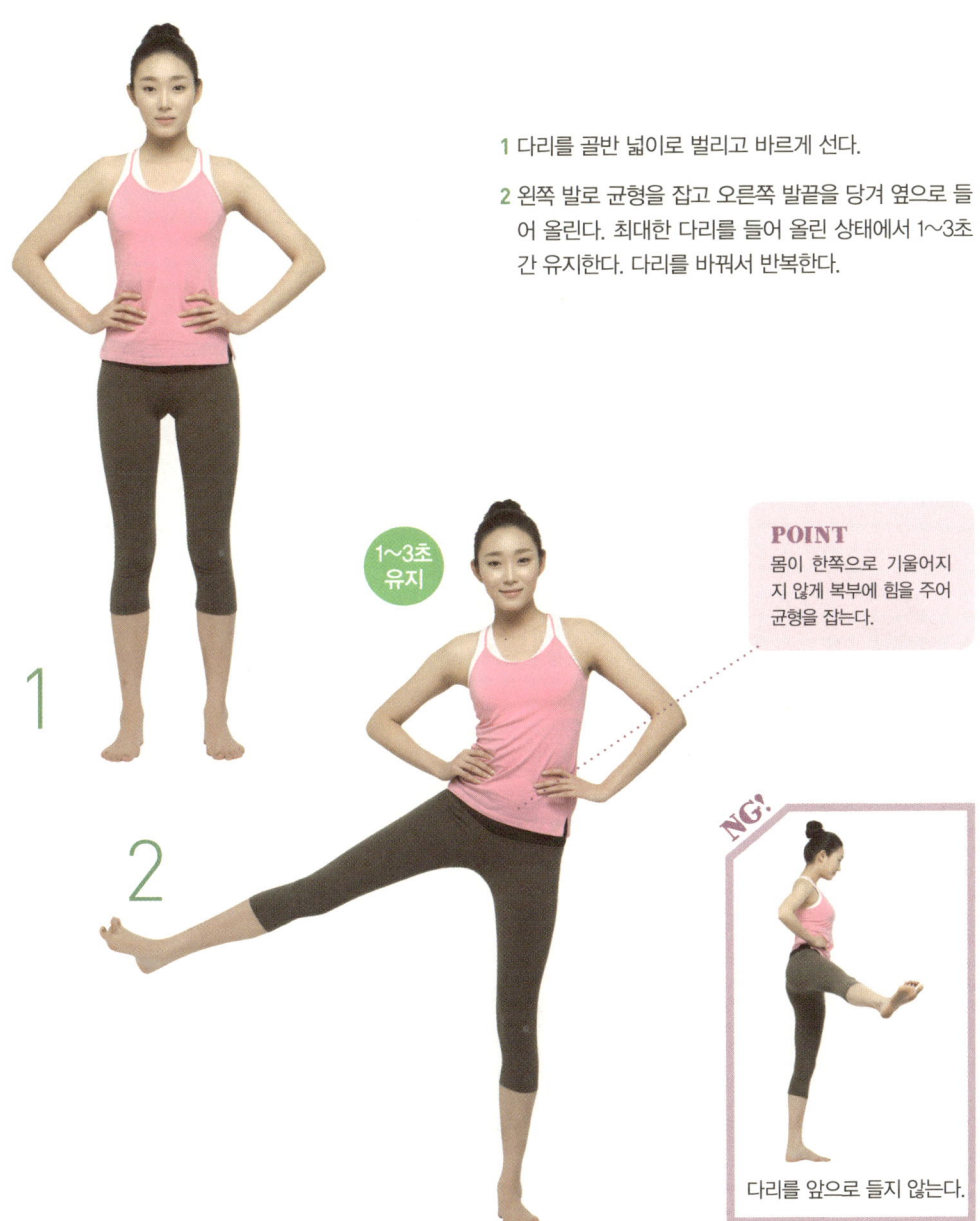

1 다리를 골반 넓이로 벌리고 바르게 선다.

2 왼쪽 발로 균형을 잡고 오른쪽 발끝을 당겨 옆으로 들어 올린다. 최대한 다리를 들어 올린 상태에서 1~3초간 유지한다. 다리를 바꿔서 반복한다.

1~3초 유지

POINT
몸이 한쪽으로 기울어지지 않게 복부에 힘을 주어 균형을 잡는다.

NG!
다리를 앞으로 들지 않는다.

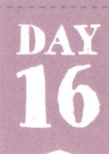

DAY 16 벌어진 골반 조이기

꽉 조여주는 골반 수축 운동으로 동그랗고 볼륨 있는 엉덩이를 만든다.

1 누워서 무릎 벌려 마름모꼴 만들기 30회

벌어진 골반을 조이면서 수축시킨다.

1 양쪽 무릎을 세우고 바닥에 눕는다. 양손은 편안하게 뻗어서 바닥을 짚는다.

2 바닥에 엉덩이를 붙인 상태에서 양쪽 발바닥을 마주 대고 마름모꼴이 되도록 무릎을 좌우로 벌린다. 엉덩이를 5초간 조인 후 되돌아온다.

POINT
골반이 좌우로 흔들리지 않게 양팔로 지지한다.

5초 유지

2 원 그려 다리 모으기

벌어진 골반이 조여지고, 처진 엉덩이가 힙업된다.

30회

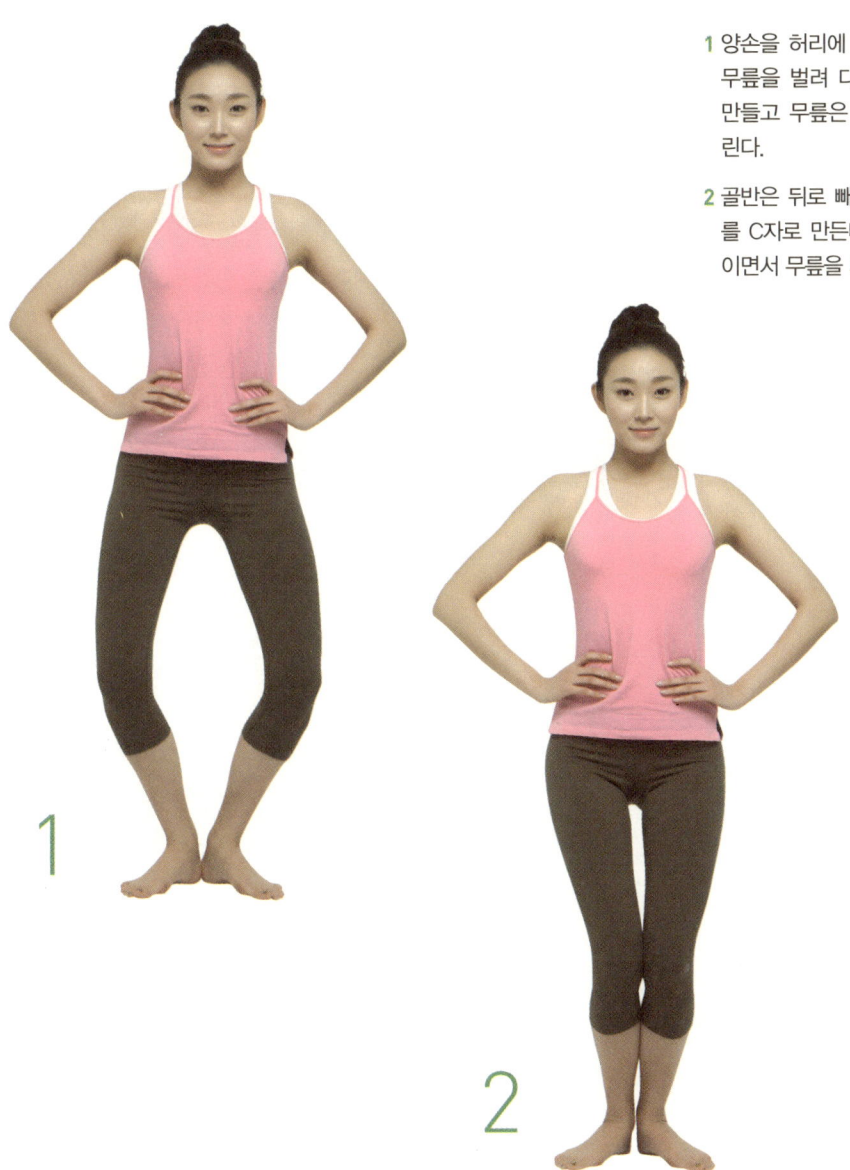

1 양손을 허리에 얹고 바르게 선다. 무릎을 벌려 다리를 원 모양으로 만들고 무릎은 발끝을 향해 구부린다.

2 골반은 뒤로 빼고 등은 펴서 허리를 C자로 만든다. 양쪽 무릎을 붙이면서 무릎을 펴고 일어선다.

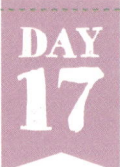

DAY 17 비틀어진 걸음걸이 교정하기

팔자걸음, 안짱걸음, 터벅터벅 뒤뚱걸음 이젠 안녕, 걸음걸이 교정 운동으로 모델처럼 멋지게 걸어보자.

1 누워서 한쪽 다리 무릎 누르기

다리 각도를 교정해서 팔자걸음을 고친다.

좌우 **20회**

1 바닥에 누워 오른쪽 다리를 바깥쪽으로 접어 올린다.

2 왼쪽 발을 오른쪽 다리 무릎 위로 올린다. 오른쪽 허벅지가 바닥에 닿도록 왼쪽 발목으로 눌러준다. 다리를 바꿔서 똑같이 반복한다.

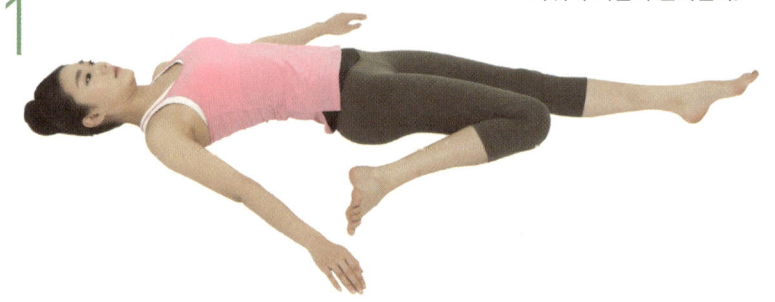

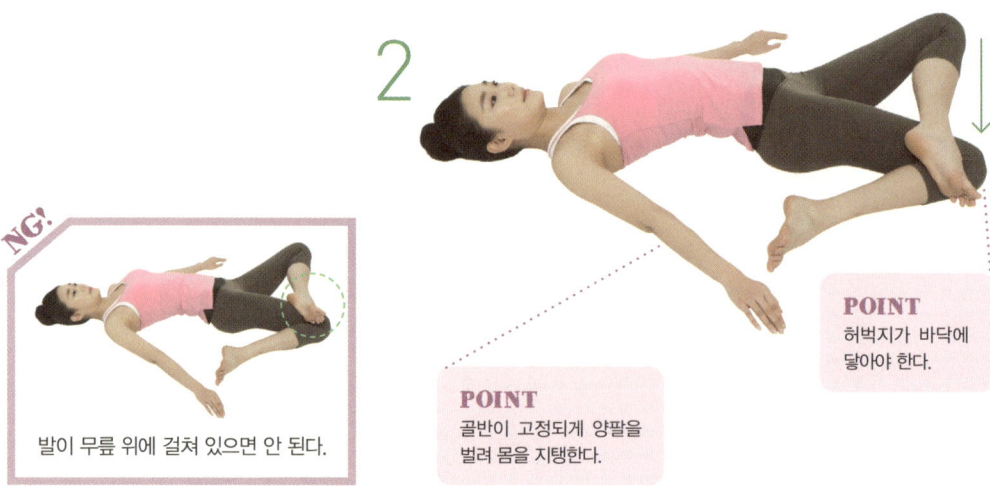

NG! 발이 무릎 위에 걸쳐 있으면 안 된다.

POINT 골반이 고정되게 양팔을 벌려 몸을 지탱한다.

POINT 허벅지가 바닥에 닿아야 한다.

골반 교정 다이어트

2 누워서 무릎 구부려 다리 펴기

벌어진 골반이 조여지고, 처진 엉덩이가 힙업된다.

좌우 **20**회

1 누워서 오른쪽 다리를 들어 무릎을 90도로 구부린다.

2 다리를 펴면서 안쪽 복사뼈가 하늘을 향하게 한다. 3초 간 다리를 들고 멈춘다. 1, 2번을 반복한다. 다리 바꿔서 반복한다.

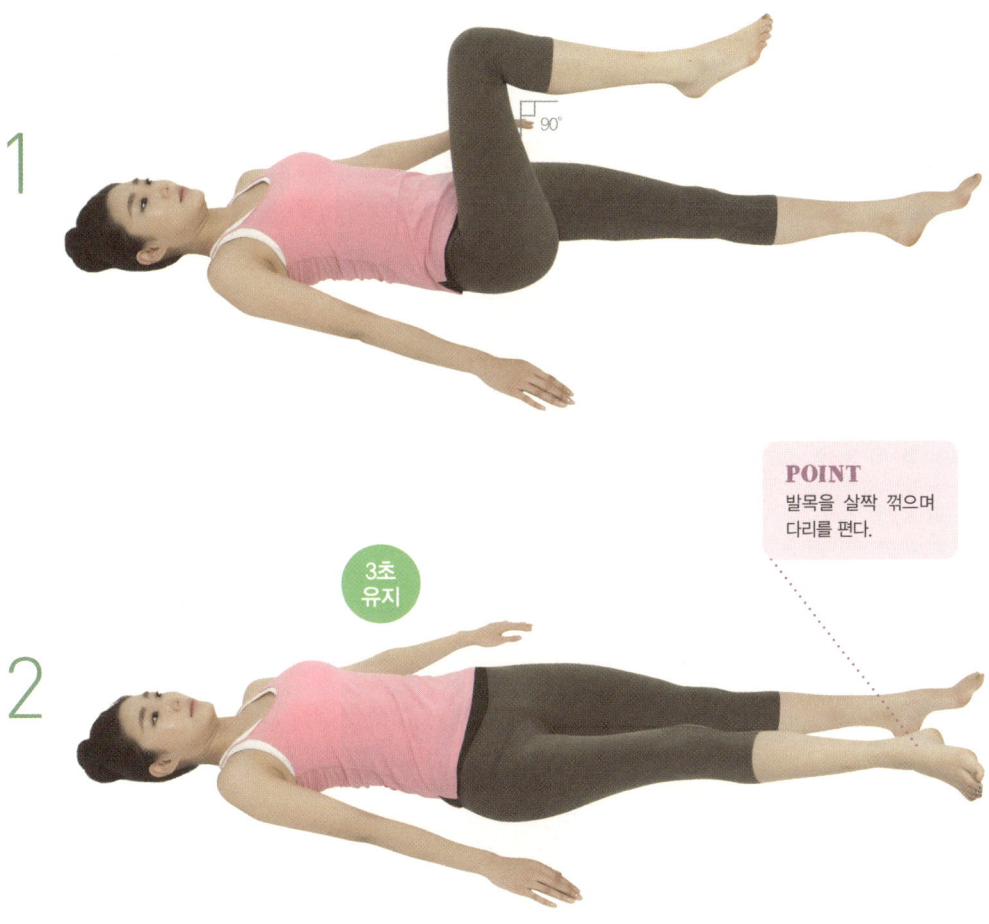

POINT
발목을 살짝 꺾으며 다리를 편다.

3초 유지

PART 2 골반 교정 다이어트 30일 플랜

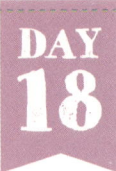

DAY 18 다리 길이 비대칭 교정하기

틀어진 골반과 고관절 교정 운동으로 다리 길이를 대칭으로 만든다.

1 골반 비틀기

틀어진 골반을 교정하고, 비틀어진 허리 라인을 대칭으로 만든다.

좌우 **20회**

1 양팔을 옆으로 쭉 뻗고 왼쪽 다리를 세우고 눕는다. 손바닥은 바닥을 짚는다.

2 왼쪽 다리를 오른쪽으로 최대한 넘긴다. 시선은 왼쪽을 향한다. 오른손으로 왼쪽 무릎을 눌러 최대한 몸통을 비튼 상태로 5초간 유지한다. 다리를 바꿔서 반복한다.

POINT 어깨가 뜨지 않게 한다.

5초 유지

골반 교정 다이어트

2 한쪽 양반다리하고 상체 숙이기

뻑뻑하게 굳은 골반과 고관절이 스트레칭된다.

좌우 **30회**

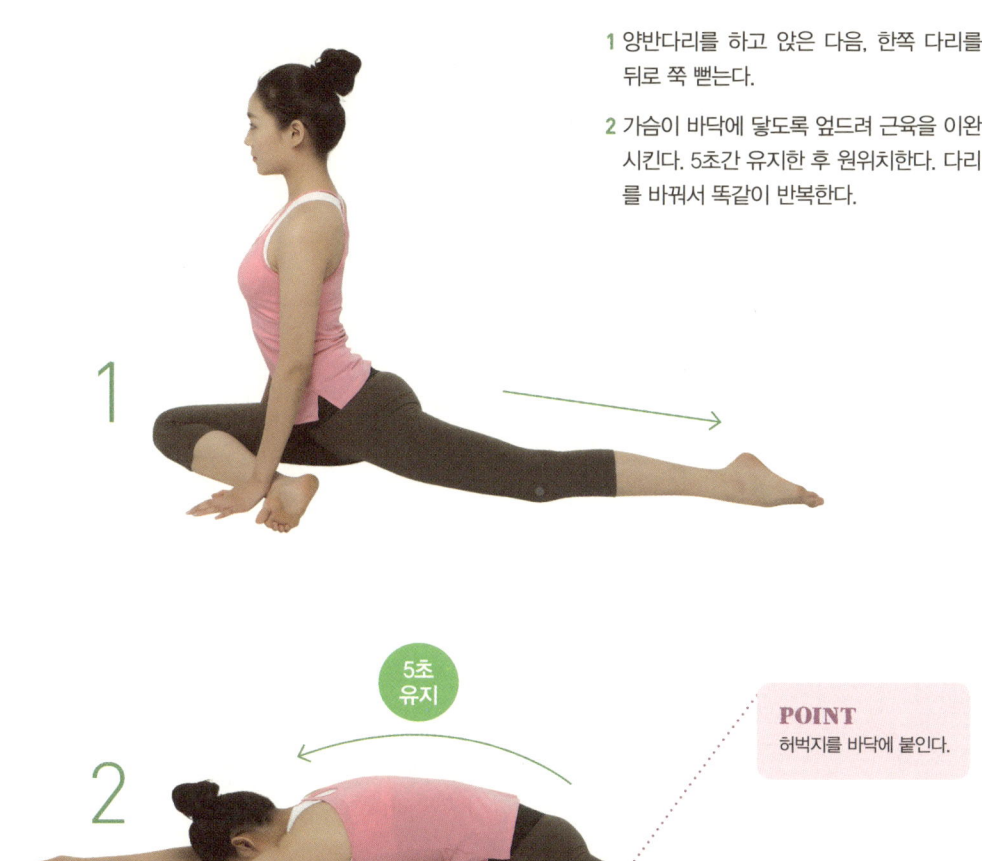

1 양반다리를 하고 앉은 다음, 한쪽 다리를 뒤로 쭉 뻗는다.

2 가슴이 바닥에 닿도록 엎드려 근육을 이완시킨다. 5초간 유지한 후 원위치한다. 다리를 바꿔서 똑같이 반복한다.

5초 유지

POINT
허벅지를 바닥에 붙인다.

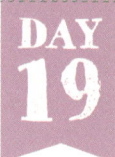

DAY 19 아랫배 돌출 교정하기

앞으로 굽은 허리를 교정하고 아랫배 복근을 강화시켜 뱃살을 빼준다.

1 골반 구르기

돌출된 아랫배를 판판하게 교정시킨다.

30회

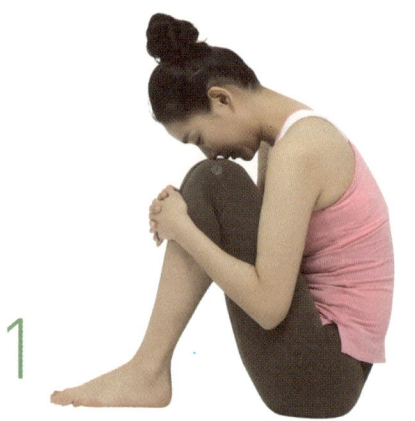

1 양쪽 다리를 세우고 앉아서 양팔로 다리를 감싸고 양손은 깍지를 낀다. 머리를 숙여 몸을 둥글게 만든다.

2 몸을 앞뒤로 움직이며 제자리에서 구른다. 1초 동안 멈췄다가 처음의 위치로 돌아간다.

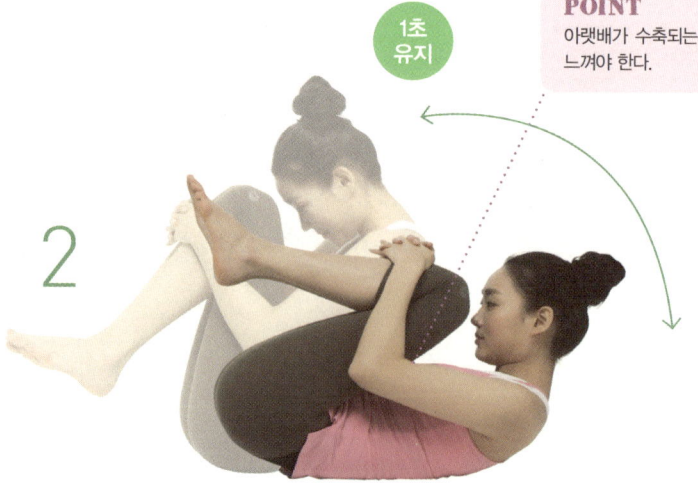

1초 유지

POINT 아랫배가 수축되는 것을 느껴야 한다.

골반 교정 다이어트

2 상체 들고 다리 들어 올리기
복부 근력을 강화시킨다.

30회

1 똑바로 누워서 양손을 머리 뒤쪽에서 깍지 낀다.

2 어깨가 바닥에서 떨어지도록 상체를 들어 올린다. 그 상태에서 오른쪽 다리를 천천히 들어 올린다. 5초 동안 멈췄다가 처음의 위치로 돌아간다. 다리를 바꿔서 똑같이 반복한다.

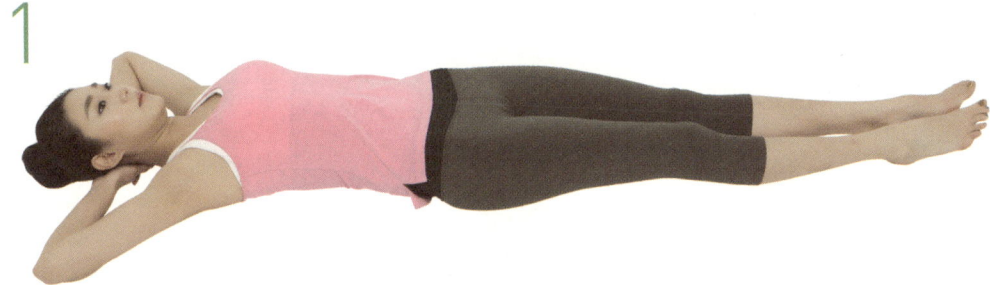

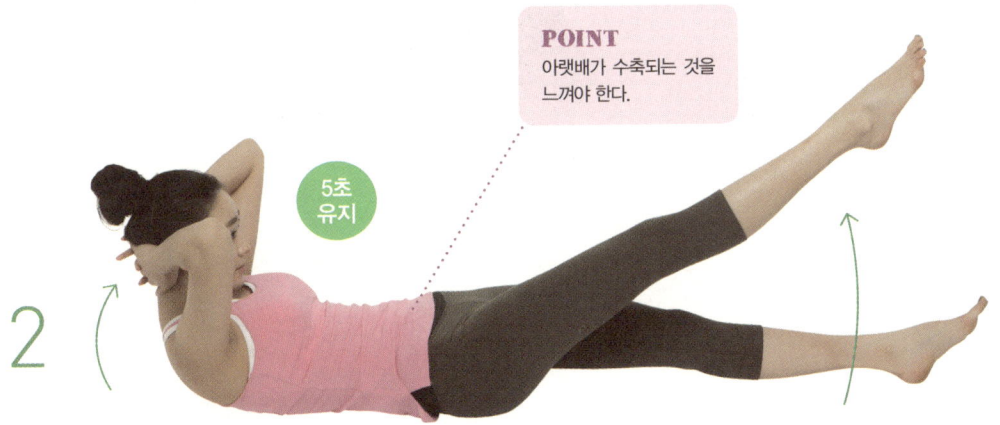

POINT
아랫배가 수축되는 것을 느껴야 한다.

5초 유지

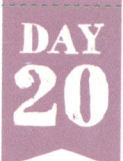

DAY 20 S라인 허리 만들기

허리 굴곡 교정 운동으로 잘록한 S라인 허리로 만들어보자.

1 고양이 허리 들기
척추 마디마디가 유연해지고, 허리는 S라인이 된다.

20회

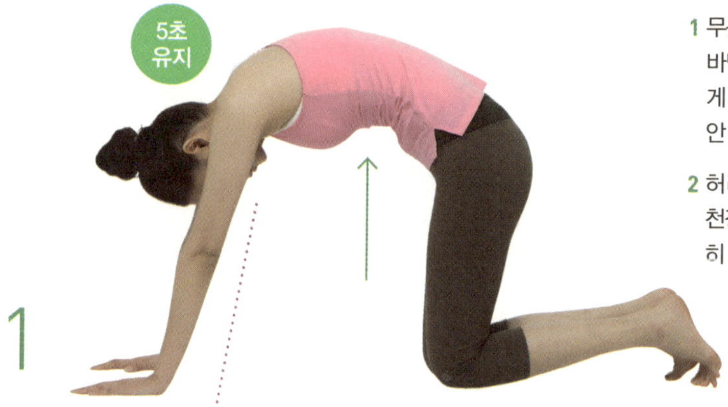

5초 유지

1 무릎을 꿇고 고양이처럼 양손은 바닥을 짚는다. 등허리를 볼록하게 최대한 들어 올린다. 5초 동안 가만히 있는다.

2 허리를 아래로 누르며 시선은 천장을 바라본다. 5초 동안 가만히 있는다. 1, 2번을 반복한다.

POINT 허리를 들 때 시선은 배를 향한다.

POINT 허리를 내릴 때 시선은 천장을 향한다.

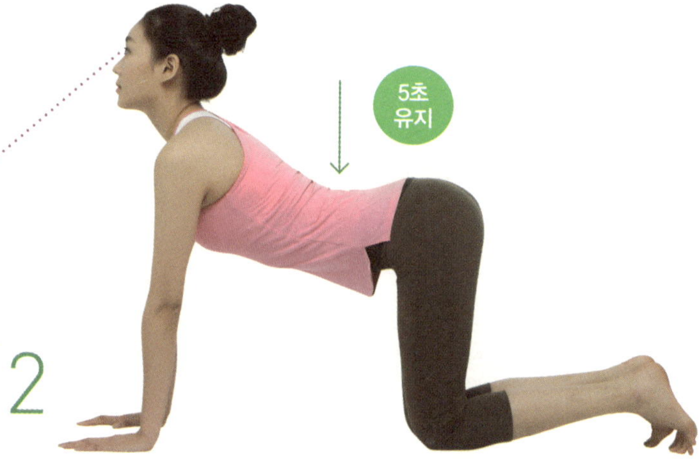

5초 유지

2 W자 다리 눕기

일자 허리를 잘록한 S라인으로 만든다. O형 휜 다리의 벌어진 무릎 사이를 교정한다.

20회

1 누운 상태에서 양쪽 다리를 접어 올려 W자로 만든다.

2 어깨는 바닥에 붙이고 허리만 들어 휘게 한다. 5초 정도 유지한다. 1, 2번을 반복한다.

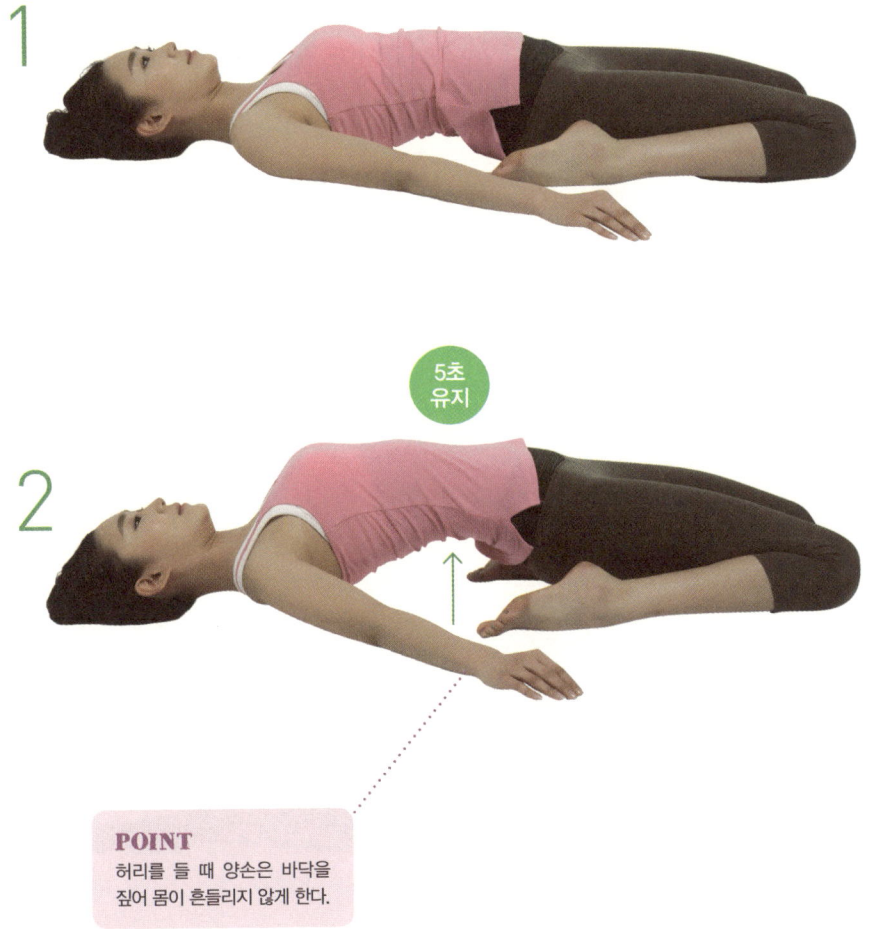

5초 유지

POINT
허리를 들 때 양손은 바닥을 짚어 몸이 흔들리지 않게 한다.

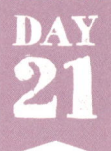

DAY 21 잘록한 옆구리, 허리 라인 만들기

옆구리 강화 운동과 허리 군살 제거 운동으로 매끈한 허리 라인을 만든다.

1 측면 윗몸 일으키기

옆구리 근육 강화로 잘록한 S자 허리 라인을 만든다.

좌우 30회

1 양쪽 다리를 쭉 펴고 골반을 세워 옆으로 눕는다. 오른손을 위로 쭉 뻗고 그 위에 머리를 붙인다. 이때 오른손의 팔꿈치는 천장을 가리키게 한다. 왼팔도 구부려 귀 위에 올려놓는다.

2 옆구리와 허리가 당기는 느낌이 들 때까지 상체를 다리 쪽으로 들어 올린다. 5초 동안 멈췄다가 처음으로 돌아간다. 반대쪽도 똑같이 반복한다.

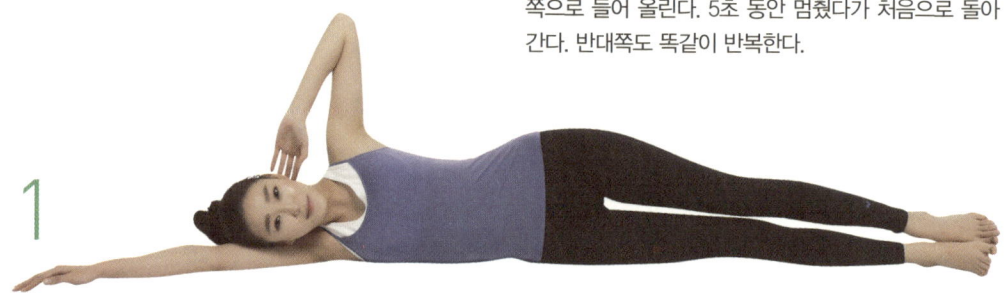

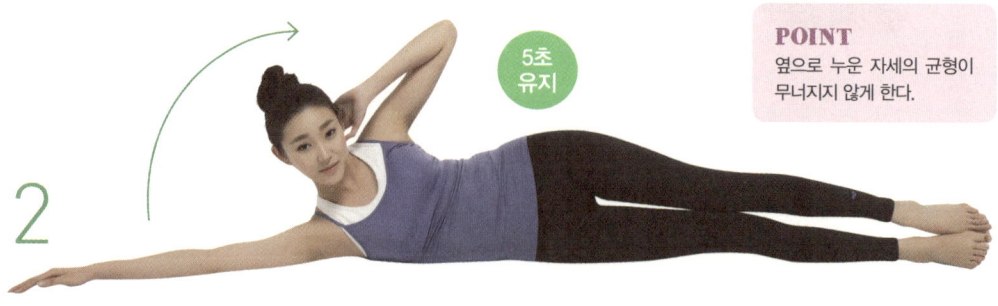

POINT
옆으로 누운 자세의 균형이 무너지지 않게 한다.

5초 유지

2 다리 꼰 오뚝이

복근 강화와 옆구리 군살 제거로 늘씬한 허리를 만든다.

좌우 **20회**

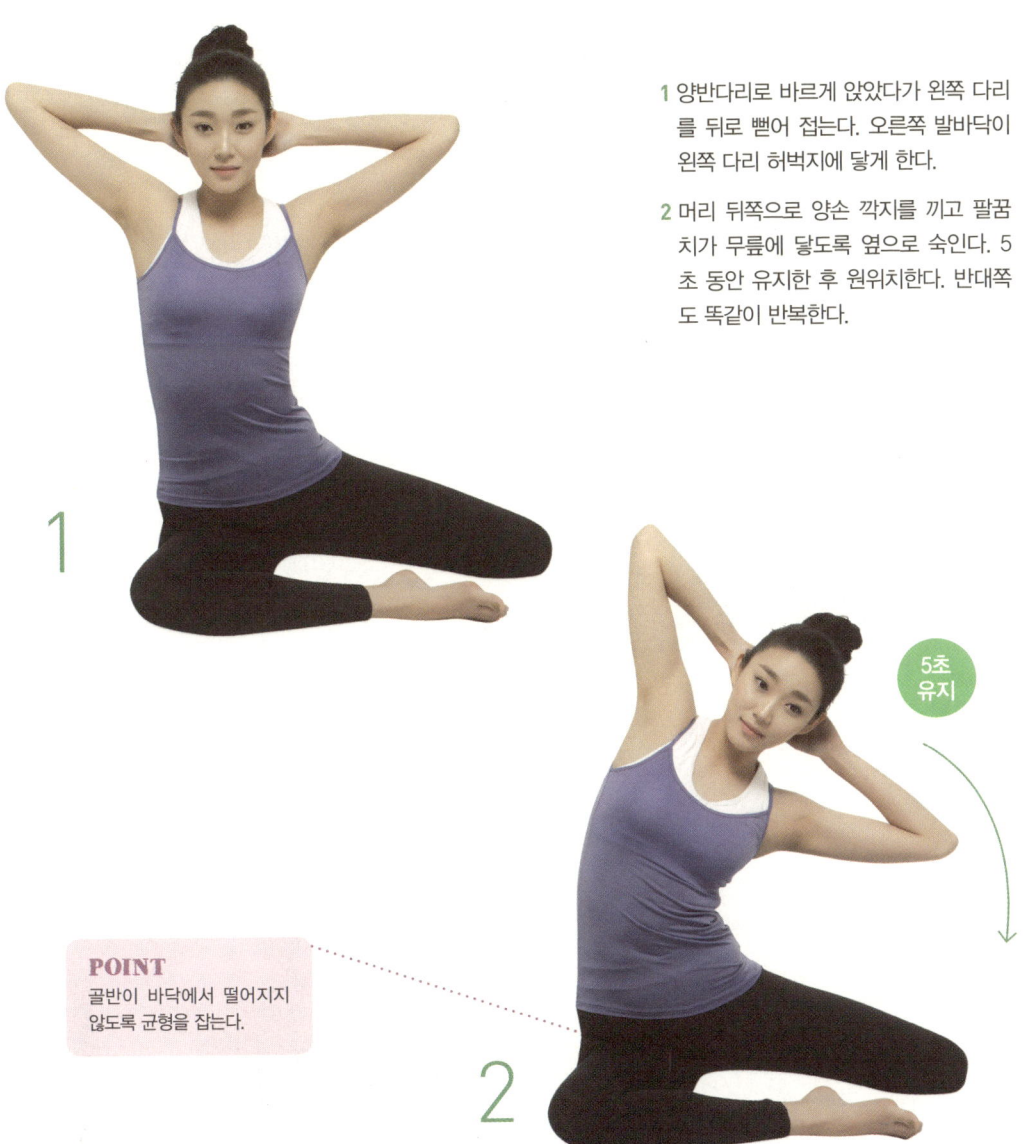

1 양반다리로 바르게 앉았다가 왼쪽 다리를 뒤로 뻗어 접는다. 오른쪽 발바닥이 왼쪽 다리 허벅지에 닿게 한다.

2 머리 뒤쪽으로 양손 깍지를 끼고 팔꿈치가 무릎에 닿도록 옆으로 숙인다. 5초 동안 유지한 후 원위치한다. 반대쪽도 똑같이 반복한다.

5초 유지

POINT
골반이 바닥에서 떨어지지 않도록 균형을 잡는다.

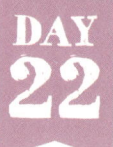

DAY 22 판판한 복근 만들기

복부 군살을 빼고 복근을 판판하게 펴준다.

1 비둘기 자세로 다리 당기기

복부 군살을 빼주고, 굽은 등을 바르게 펴준다.

좌우 **20회**

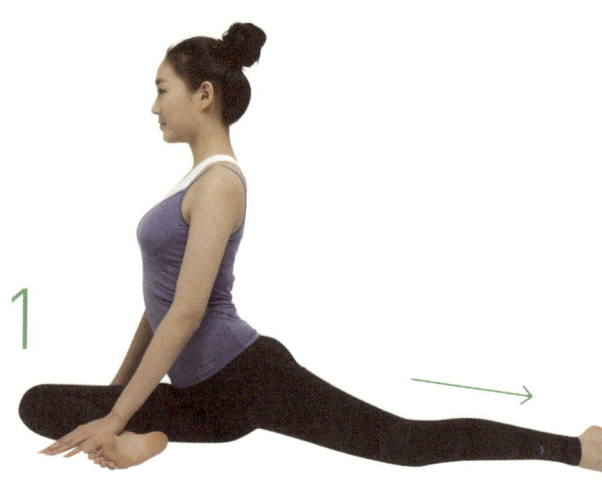

1 양반다리로 앉아서 왼쪽 다리를 뒤쪽으로 쭉 뻗는다.

2 뒤쪽으로 뻗은 왼쪽 다리의 발을 왼손으로 감싸 잡고 등 쪽으로 지그시 잡아당긴다. 5초간 유지한 후 원위치한다. 다리를 바꿔서 반복한다.

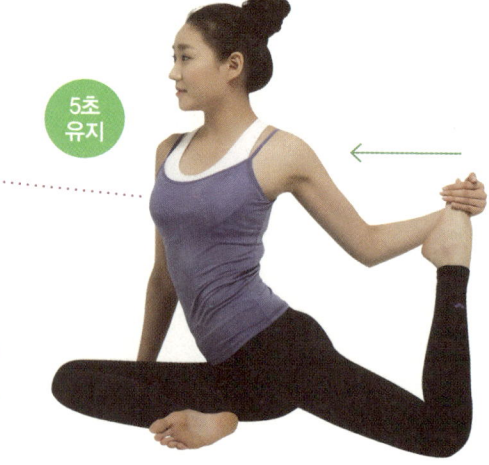

POINT
균형을 잡고 몸이 기울어지지 않게 한다.

5초 유지

2 앉아서 활쏘기

골반이 튼튼해지면서 처진 엉덩이가 힙업된다.

20회

1 허리를 펴고 무릎을 꿇고 앉는다. 엉덩이 뒤쪽 바닥을 양손으로 짚는다. 5초 정도 허벅지 앞쪽이 지그시 스트레칭되게 한다.

2 골반과 허리를 들어 활처럼 휘게 한다. 허벅지 앞쪽 군살과 처진 뱃살이 펴지는 것을 느낀다. 5초간 유지한 후 원위치한다. 1, 2번을 반복한다.

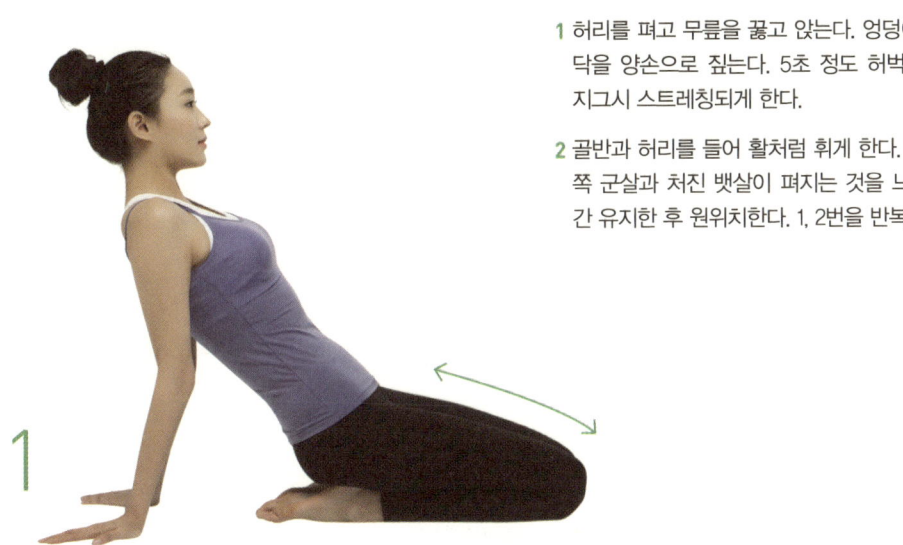

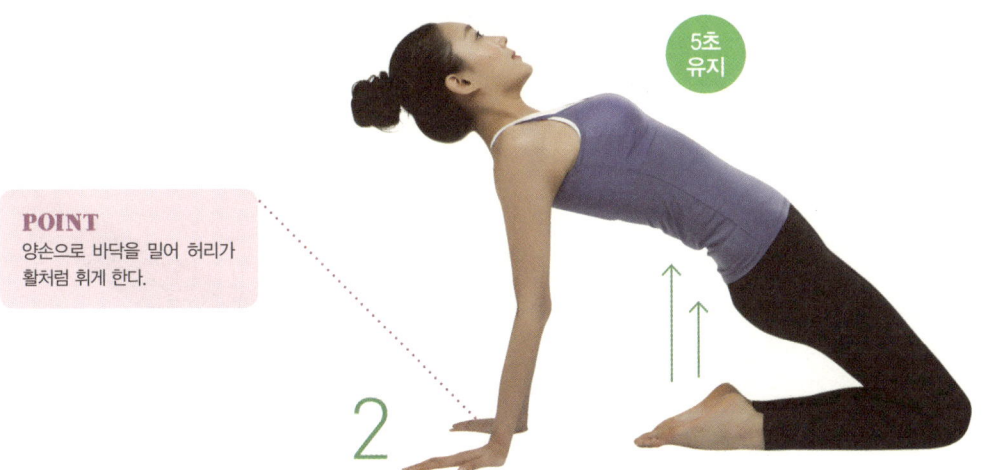

POINT
양손으로 바닥을 밀어 허리가 활처럼 휘게 한다.

5초 유지

DAY 23 판판한 복근 만들기2

숨어 있는 복근을 탄력 강화 운동으로 되살린다.

1 팔과 다리 들기

골반을 교정하고, 복근 근력을 향상시킨다.

20회

1 바닥에 바르게 누운 다음 양쪽 다리를 붙인다. 양팔은 위로 들어 올리고 양쪽 다리는 90도로 구부린다.

2 양팔을 머리 위로 쭉 뻗어주고 양쪽 다리도 45도 각도로 최대한 쭉 뻗는다. 5초간 유지한 후 원위치한다. 1, 2번을 반복한다.

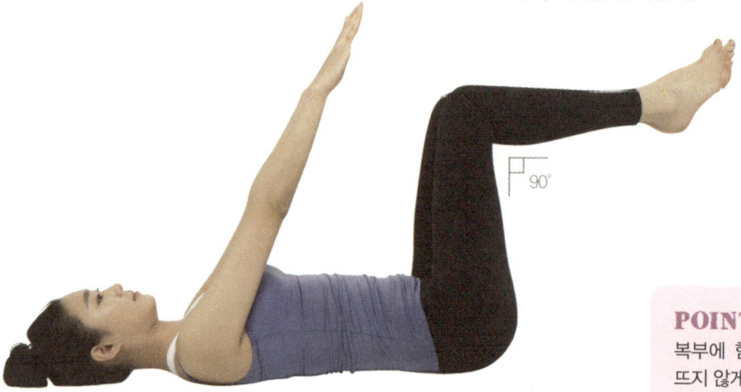

POINT 복부에 힘을 주어 허리가 뜨지 않게 한다.

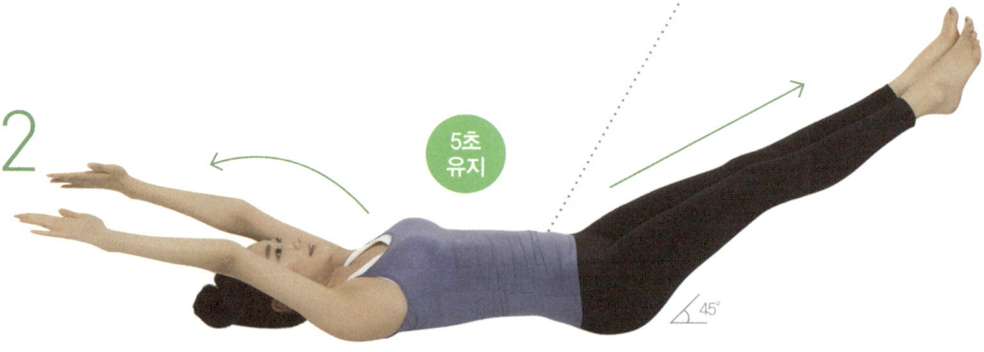

2 누워서 무릎 구부려 몸통 비틀기
복부와 허리의 군살이 빠진다.

20회

1 양팔을 벌리고 누워 양쪽 무릎을 90도로 접어 들어 올린다.

2 그 상태에서 다리를 오른쪽으로 기울인다. 5초간 유지한다. 다시 가운데로 돌아온 후 왼쪽으로 기울인다.

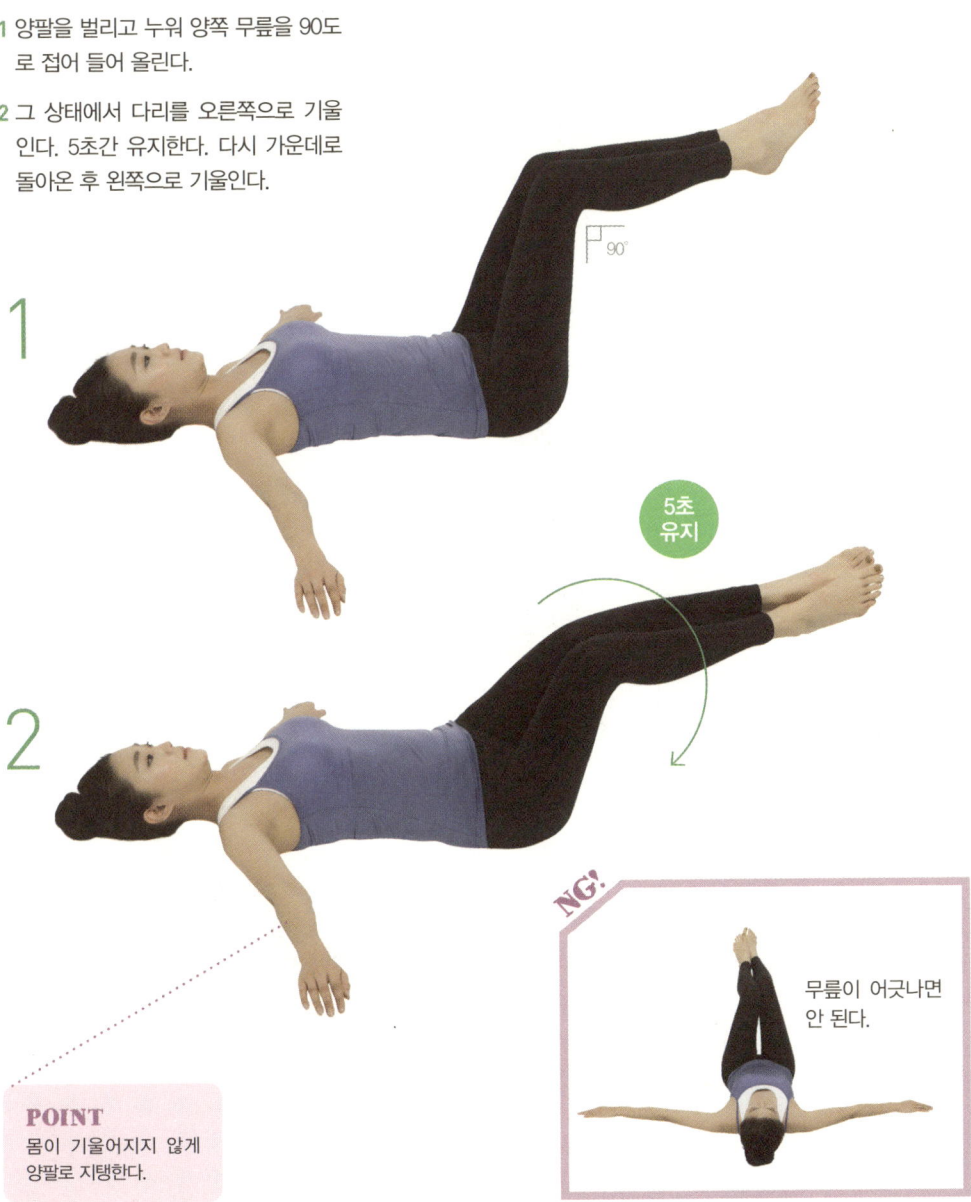

5초 유지

NG! 무릎이 어긋나면 안 된다.

POINT
몸이 기울어지지 않게 양팔로 지탱한다.

PART 2 골반 교정 다이어트 30일 플랜

DAY 24 허벅지 · 다리 라인 탄력 더하기

다리 전체 강화 운동으로 통통한 하체, 처진 허벅지의 군살이 빠진다.

1 누워서 학다리, 원 그리기
뻑뻑한 고관절을 풀어주고, 탄탄한 허벅지 라인을 만든다.

좌우 **20회**

POINT 무릎을 굽히지 않는다.

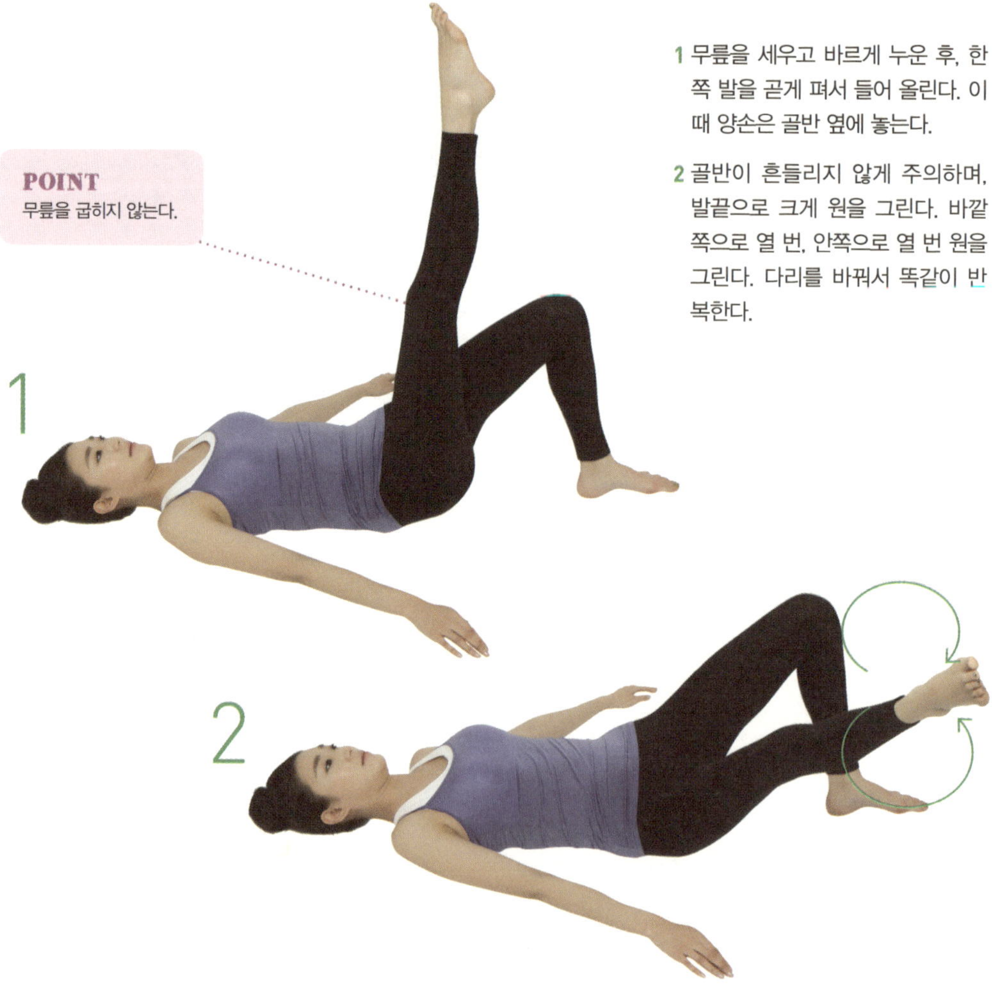

1 무릎을 세우고 바르게 누운 후, 한 쪽 발을 곧게 펴서 들어 올린다. 이 때 양손은 골반 옆에 놓는다.

2 골반이 흔들리지 않게 주의하며, 발끝으로 크게 원을 그린다. 바깥쪽으로 열 번, 안쪽으로 열 번 원을 그린다. 다리를 바꿔서 똑같이 반복한다.

2 누워서 학다리, 허리 들고 원 그리기

둔부 근육을 자극시켜 엉덩이와 허벅지를 탄력 있게 만든다.

좌우 **20**회

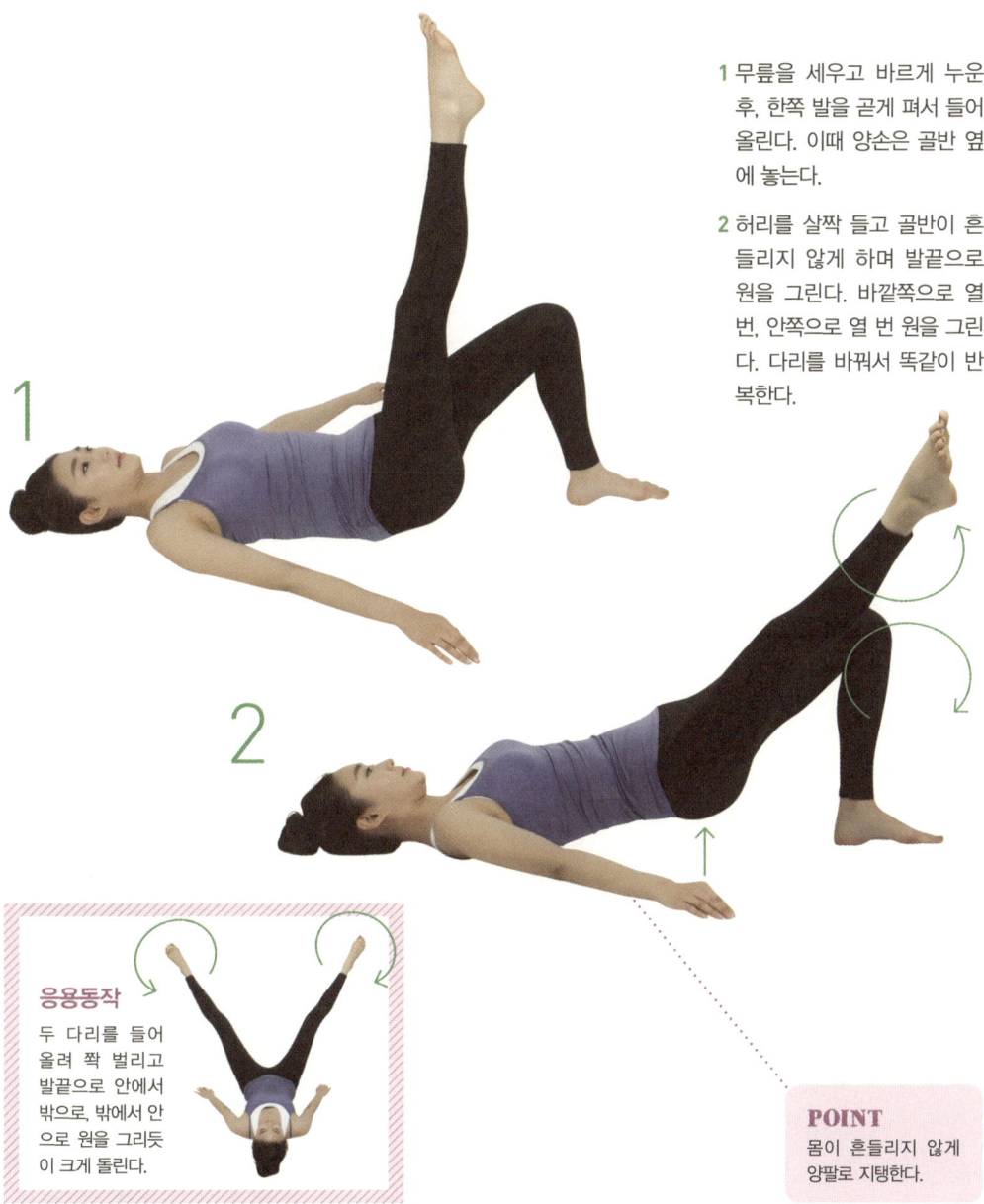

1 무릎을 세우고 바르게 누운 후, 한쪽 발을 곧게 펴서 들어 올린다. 이때 양손은 골반 옆에 놓는다.

2 허리를 살짝 들고 골반이 흔들리지 않게 하며 발끝으로 원을 그린다. 바깥쪽으로 열 번, 안쪽으로 열 번 원을 그린다. 다리를 바꿔서 똑같이 반복한다.

응용동작
두 다리를 들어 올려 쫙 벌리고 발끝으로 안에서 밖으로, 밖에서 안으로 원을 그리듯이 크게 돌린다.

POINT
몸이 흔들리지 않게 양팔로 지탱한다.

PART 2 골반 교정 다이어트 30일 플랜

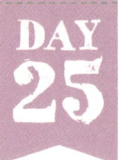

DAY 25 허벅지 · 다리 라인 탄력 더하기2

허벅지와 다리의 근력을 키워주어 탄력 있는 다리로 만든다.

1. 팔 펴서 투명의자 앉기

허벅지 근력을 키워 탄력 있는 허벅지 라인을 만든다.

30회

1. 다리를 어깨너비만큼 벌리고 서서 양손을 앞으로 쭉 뻗는다.
2. 허리를 곧게 편 상태에서 90도가 될 때까지 무릎을 구부린다. 5초 정도 유지한 후 천천히 일어난다.

POINT 시선은 정면을 향한다.

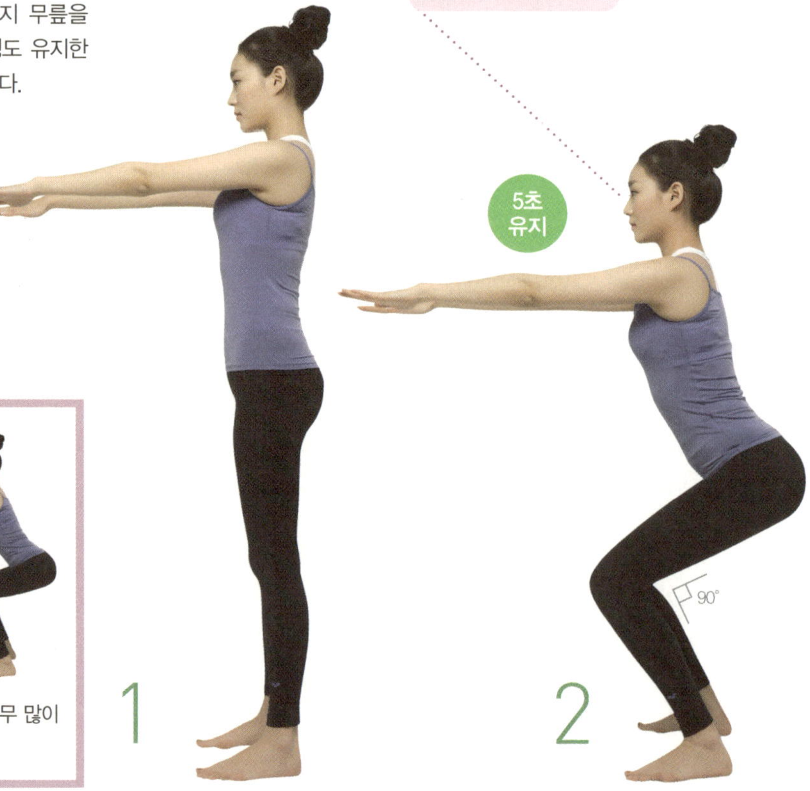

5초 유지

NG! 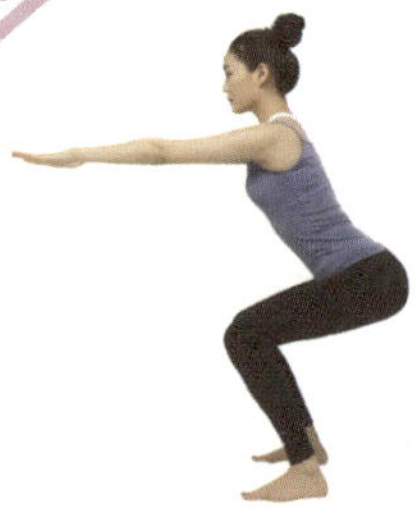 엉덩이가 뒤로 너무 많이 빠지면 안 된다.

102 ::: 골반 교정 다이어트

2 투명 오토바이

엉덩이 근육 강화 및 탄력 있는 애플 힙을 만든다.

좌우 **20회**

1 다리를 어깨너비로 벌리고 서서 양팔은 앞으로 쭉 뻗고 오른쪽 다리를 90도 구부려 들어 올린다.

2 허리는 곧게 편 상태를 유지하고 왼쪽 다리도 앞으로 구부린다. 3초 정도 유지한 후 천천히 무릎을 펴고 일어난다.

POINT 앞으로 구부린 무릎이 발끝 선을 넘어가지 않게 한다.

3초 유지

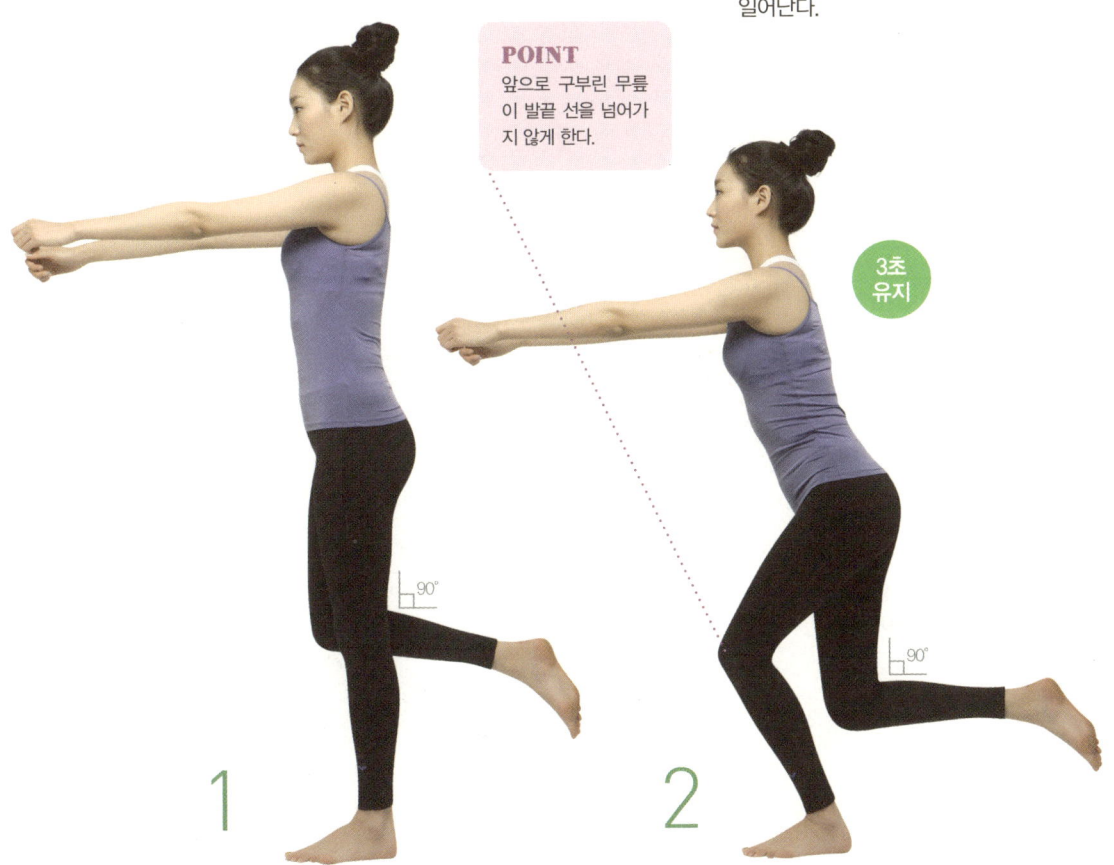

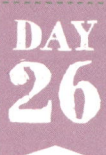

DAY 26 부기 없애는 허벅지 풀어주기

골반, 허벅지 전체를 판판하게 펴줘 다리 부기를 빼준다.

1 다리 벌려 무릎 90도 굽히기

다리 부기가 가라앉고, 허벅지 군살이 빠진다.

좌우 **20회**

1 옆을 보고 서서 오른쪽 발은 앞으로, 왼쪽 발은 뒤로 뻗는다.

2 상체는 똑바로 유지한 채 오른쪽 다리를 90도가 되게 구부린다. 왼쪽 다리는 일자를 유지하고 발뒤꿈치는 들어준다. 엉덩이를 앞으로 밀어주며 5초 동안 유지한다. 다리를 바꿔서 반복한다.

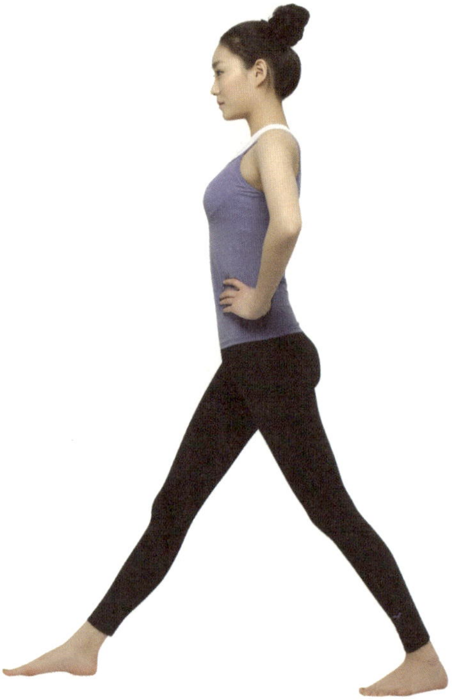

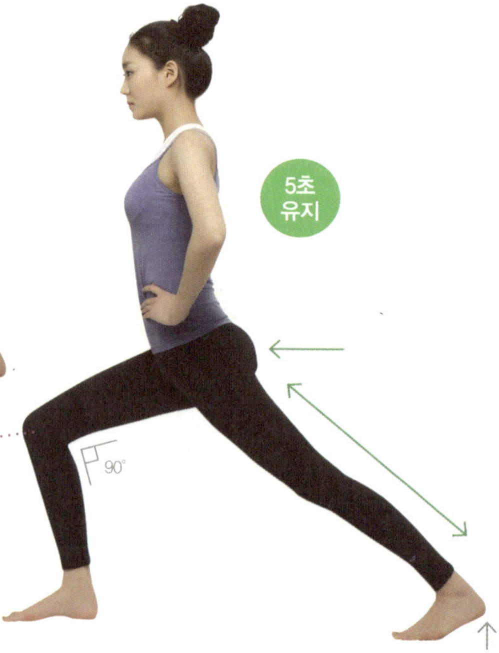

POINT 앞쪽 무릎이 아픈 경우 1초 이내에서 반복한다.

5초 유지

2 W자 다리 눕기

허벅지를 판판하게 펴주고, 허벅지 군살이 빠진다.

좌우 **20**회

1 누운 상태에서 양쪽 다리를 접어 올려 W자로 만든다.
2 어깨는 바닥에 붙이고 허리만 들어 휘게 한다. 5초 정도 유지한다. 1, 2번을 반복한다.

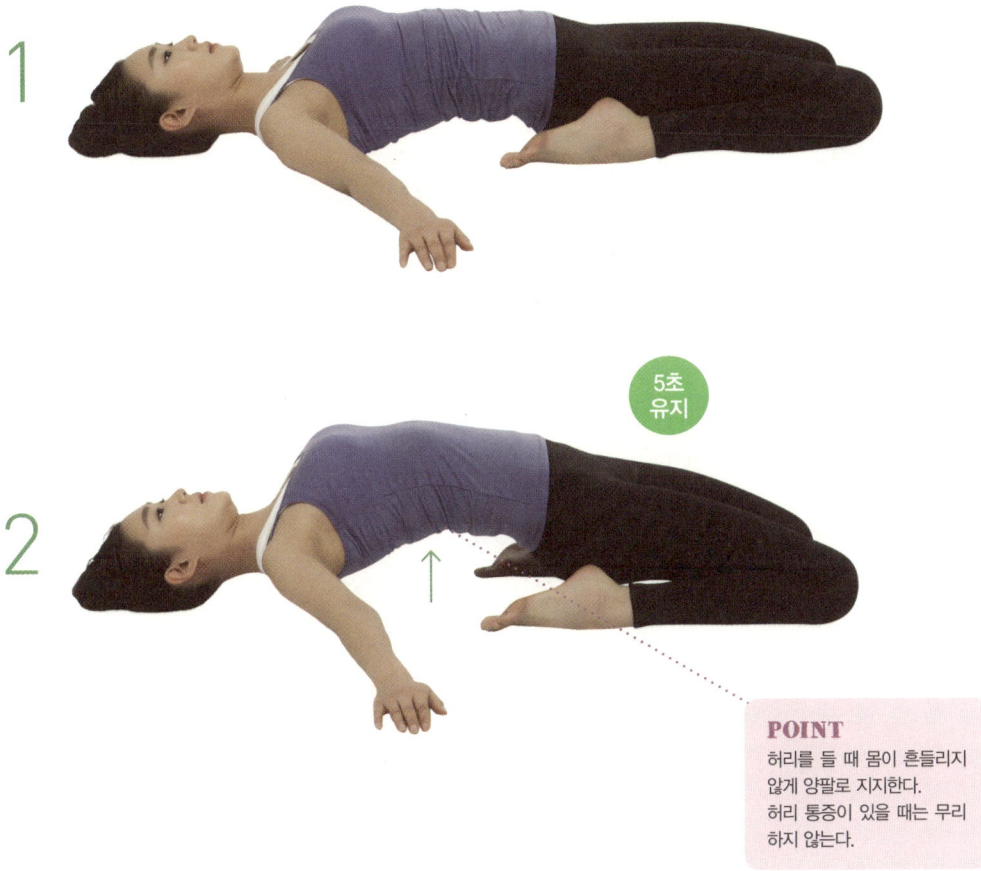

5초 유지

POINT
허리를 들 때 몸이 흔들리지 않게 양팔로 지지한다.
허리 통증이 있을 때는 무리하지 않는다.

DAY 27 애플 힙, 엉덩이 탄력 주기

골반을 꽉 조여주고, 처지고 벌어진 엉덩이를 애플 힙으로 만든다.

1 개구리 자세
엉덩이를 힙업시키고 애플 힙으로 만든다.

20회

1 엎드리고 누워서 다리를 ㅅ자로 벌린다. 발바닥이 맞닿게 해서 다리를 마름모꼴로 만든다.

2 손바닥으로 바닥을 밀며 상체를 들어 올린다. 5초 정도 유지한 후 원위치로 돌아온다. 1, 2번을 반복한다.

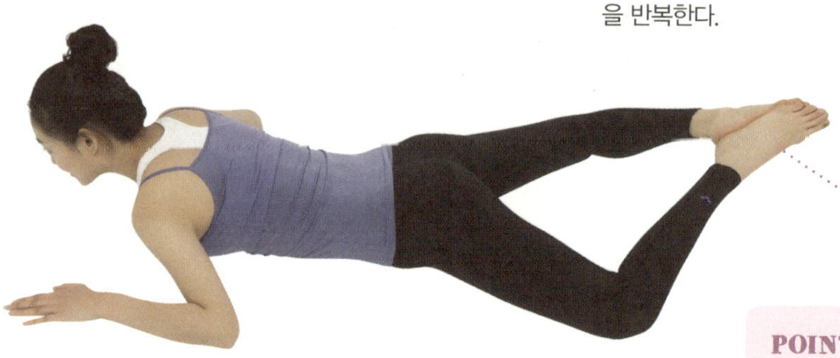

POINT 발바닥이 떨어지지 않게 한다.

POINT 시선은 위쪽을 바라본다.

5초 유지

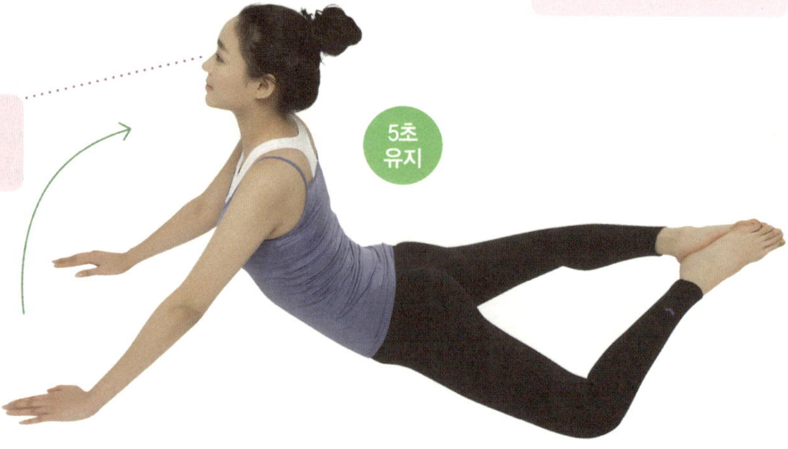

2 엎드려 양다리 동시에 들기

힙업 및 탄력 있는 허벅지 라인을 만든다.

20회

1 양손을 턱 아래로 모으고 엎드린다. 양쪽 다리는 골반 넓이로 벌린다.

2 양쪽 다리를 쫙 편 상태로 동시에 들어 올린다. 5초 정도 유지한 후 원위치로 돌아온다.

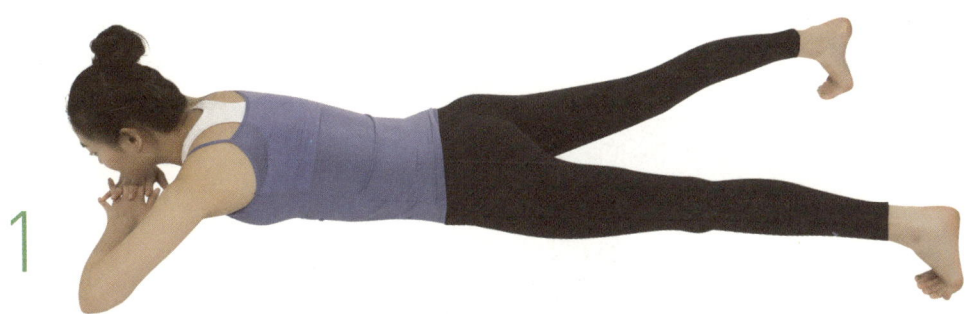

POINT
엉덩이가 조여지는 느낌으로 운동한다.

5초 유지

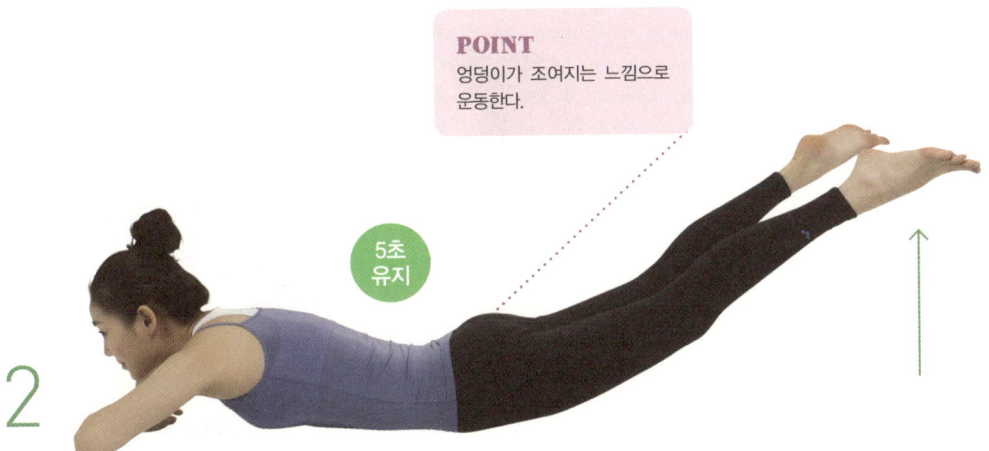

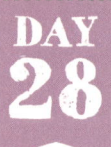

DAY 28 애플 힙, 엉덩이 탄력 주기2

힙업 및 허벅지 탄력 강화 운동으로 동그란 엉덩이와 탄탄한 허벅지 라인을 만든다.

1 전갈 꼬리

애플 힙 효과로 다리가 길어 보인다.

좌우 **20회**

1 무릎 꿇고, 양손은 바닥을 짚고 엎드린다.

2 한쪽 다리를 90도 접은 상태로 위로 들어 올린다. 무릎이 바닥에 닿지 않게 다리를 들었다 내렸다 10회 반복한 후 다리를 바꿔서 똑같이 반복한다.

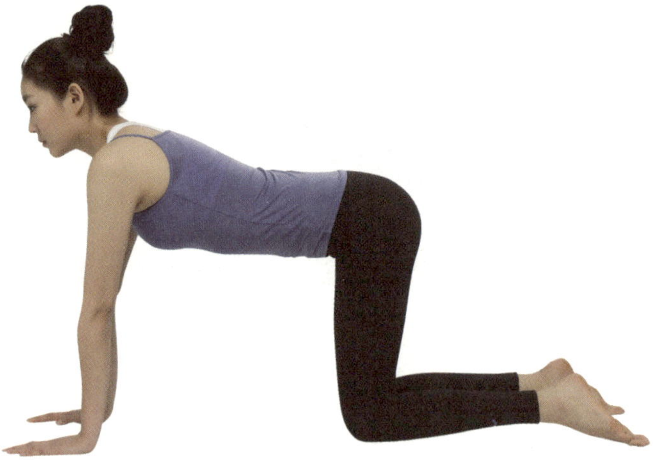

POINT 몸의 균형을 유지한다.

10회

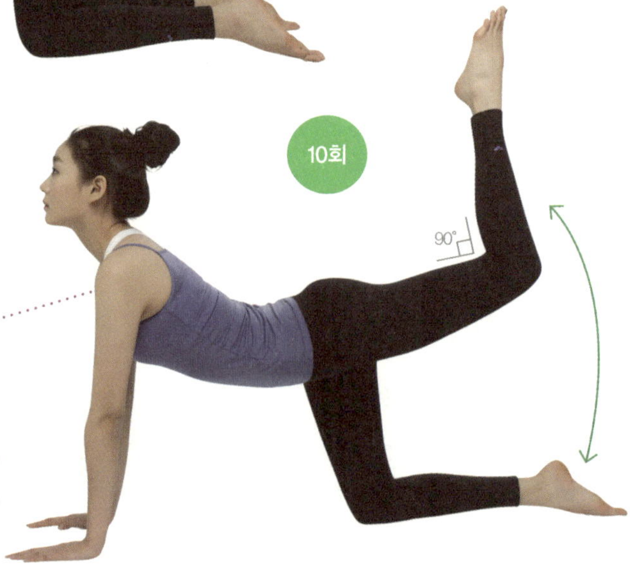

2 팔 펴서 투명의자 앉기

힙업 및 탄력 있는 허벅지 라인을 만든다.

30회

1 다리를 어깨너비만큼 벌리고 서서 양손을 앞으로 쭉 뻗는다.

2 허리를 곧게 편 상태에서 90도가 될 때까지 무릎을 구부린다. 5초 정도 유지한 후 천천히 일어난다.

POINT 시선은 정면을 향한다.

NG! 엉덩이가 뒤로 너무 많이 빠지면 안 된다.

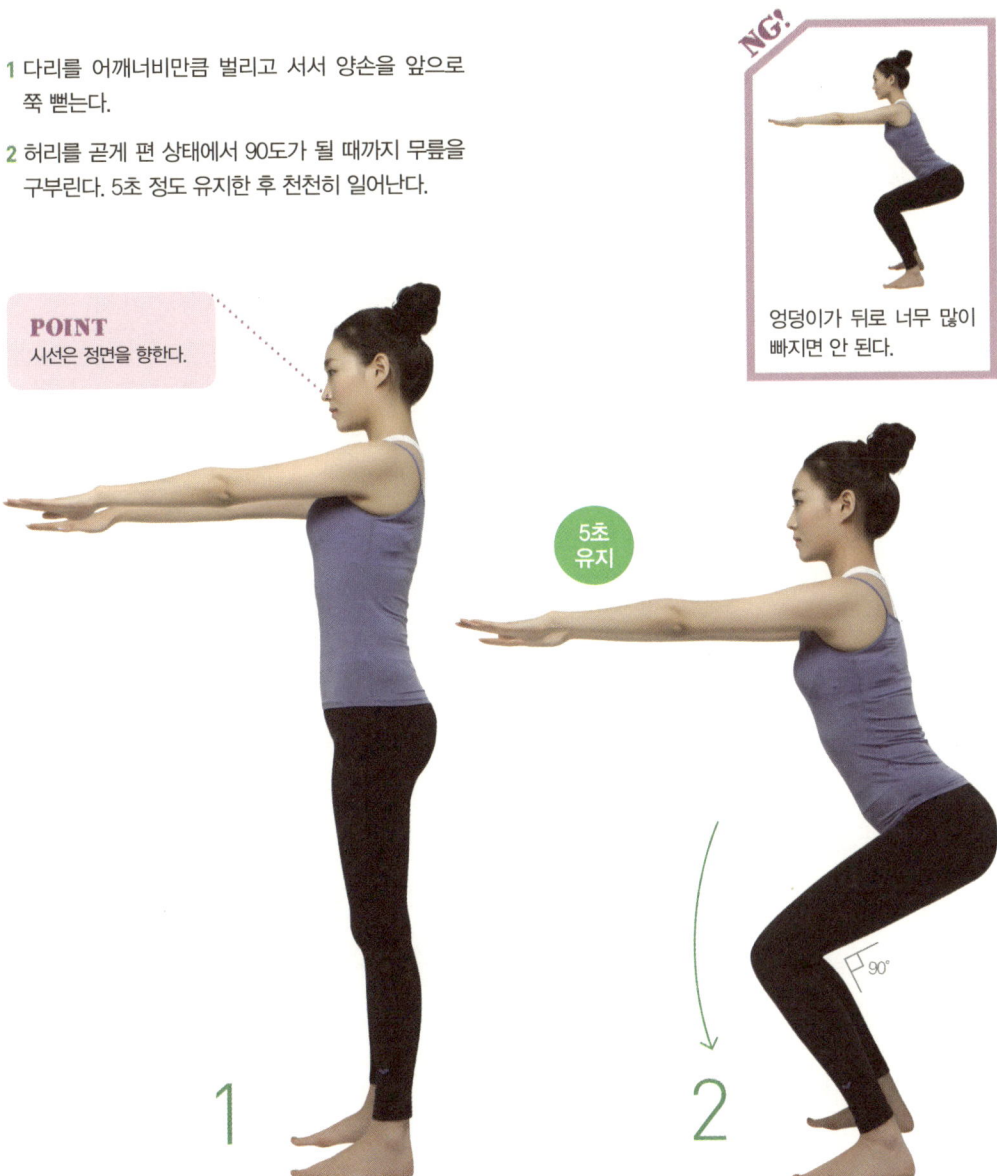

5초 유지

PART 2 골반 교정 다이어트 30일 플랜

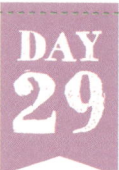

DAY 29 다리 톤 잡아주기

다리 교정 스트레칭과 탄력 강화 운동을 번갈아 병행해 다리선을 곧고 탄탄하게 정돈해보자.

1 다리 벌려 무릎 90도 굽히기

다리 부기가 가라앉고, 허벅지 군살이 빠진다.

좌우 20회

1 옆을 보고 서서 오른쪽 발은 앞으로, 왼쪽 발은 뒤로 뻗는다.

2 상체는 똑바로 유지한 채 오른쪽 다리를 90도로 굽힌다. 왼쪽 다리는 일자를 유지하고 발뒤꿈치는 들어준다. 엉덩이를 앞으로 밀어주며 5초 동안 유지한다. 다리를 바꿔서 반복한다.

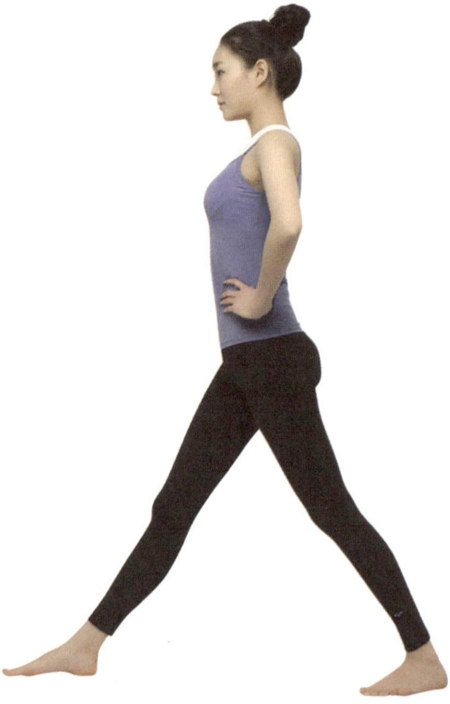

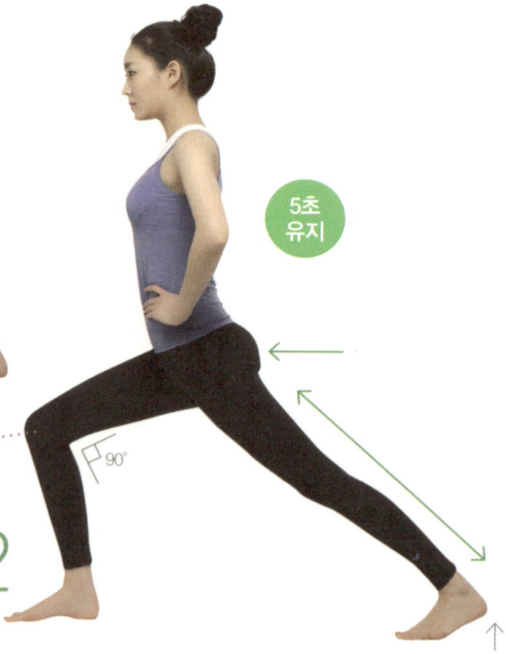

5초 유지

POINT
앞쪽 무릎이 아픈 경우 1초 이내에서 반복한다.

2 W자 다리 눕기
O형 휜 다리의 벌어진 무릎 사이를 교정한다.

30회

1 누운 상태에서 양쪽 다리를 접어 올려 W자로 만든다.

2 어깨는 바닥에 붙이고 허리만 들어 휘게 한다. 5초 정도 유지한다. 1, 2번을 반복한다.

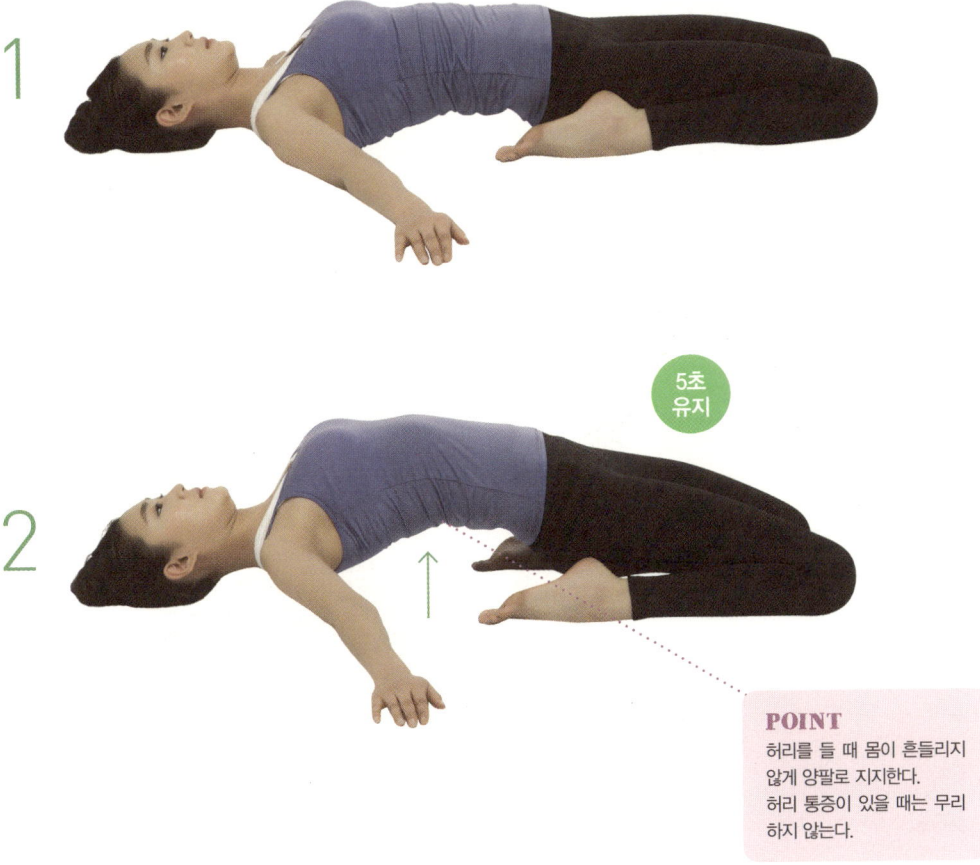

5초 유지

POINT
허리를 들 때 몸이 흔들리지 않게 양팔로 지지한다. 허리 통증이 있을 때는 무리하지 않는다.

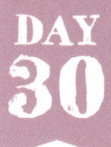

DAY 30 휜 다리, 전체적으로 곧게 펴주기

울퉁불퉁 휘어진 다리, 다리 라인을 곧고 탄력 있게 만든다.

1 옆으로 다리 구부려 학다리 만들기

틀어진 휜 다리와 종아리 근육을 곧게 펴준다.

좌우 **30회**

1 양쪽 발끝을 바깥쪽으로 벌리고 바르게 서서 허리에 손을 얹는다.

2 허리는 곧게 편 상태를 유지하며 한쪽 무릎을 90도로 구부린다. 구부린 다리 쪽으로 체중을 이동시킨다. 종아리와 허벅지, 무릎이 당겨지는 느낌이 들 때까지 5초 동안 구부린다. 다리를 바꿔서 똑같이 반복한다.

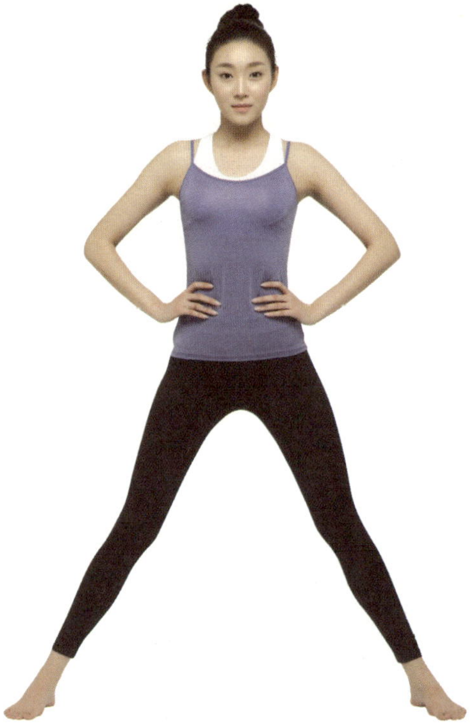

5초 유지

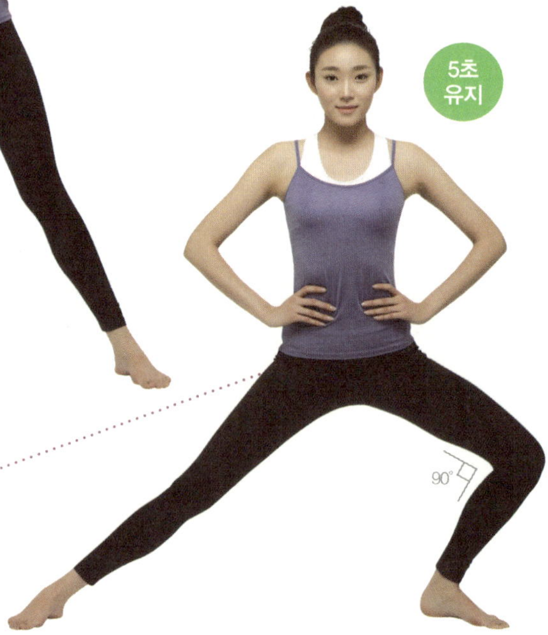

POINT 엉덩이가 뒤로 빠지지 않게 한다.

골반 교정 다이어트

2. 의자에 앉아 다리 펴서 원 그리기

하체 군살이 빠진다.

30회

1 의자에 앉아서 양손은 옆구리에 올려놓는다. 발바닥이 바닥에서 떨어지지 않은 상태에서 다리를 앞쪽으로 쭉 뻗는다.

2 양쪽 다리로 360도 원을 그리듯이 폈다가 오므린다. 안쪽에서 바깥쪽으로, 바깥쪽에서 안쪽으로 원을 그린다. 5초 동안 멈췄다가 원위치한다.

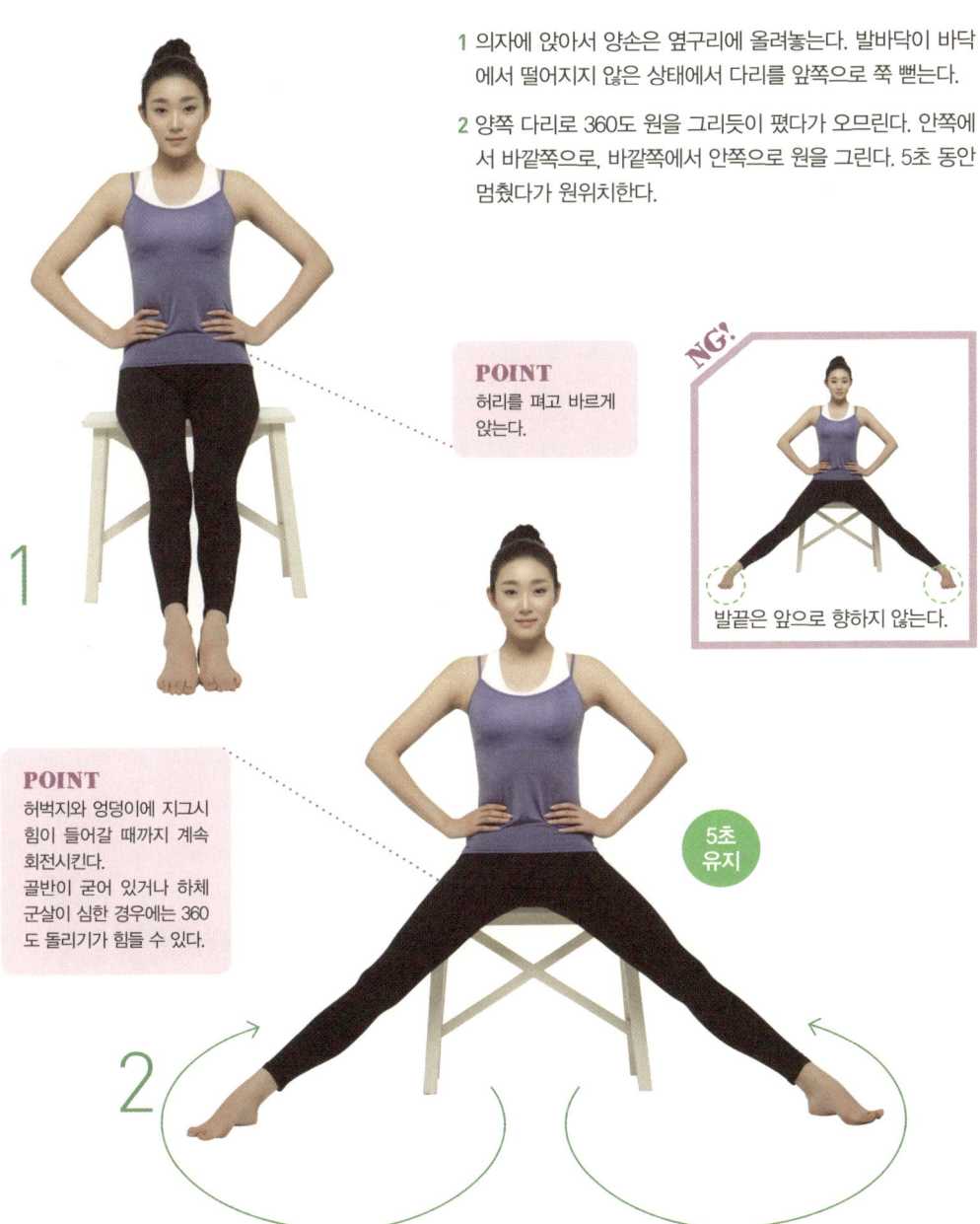

POINT
허리를 펴고 바르게 앉는다.

NG! 발끝은 앞으로 향하지 않는다.

POINT
허벅지와 엉덩이에 지그시 힘이 들어갈 때까지 계속 회전시킨다.
골반이 굳어 있거나 하체 군살이 심한 경우에는 360도 돌리기가 힘들 수 있다.

5초 유지

PART 2 골반 교정 다이어트 30일 플랜

COLUMN

매끈한 하체 라인을 위한 9가지 바른 생활

맵시 있는 하체 라인을 유지하는 각선미 미인의 노하우를 배워보자.

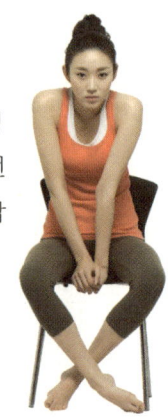

1 오래 앉지 않는다

30분 이상 구부정한 자세로 앉아 있으면 어쩔 수 없이 골반은 틀어지고, 엉덩이와 허벅지도 뭉개진다. 당연히 다리도 붓는다. 최근 급증한 남성들의 전립선 증상, 여성들의 생리불순·불임 등은 대부분 오래 앉아 있어서, 골반 내 장기가 압박을 받기 때문이다. 해결 방법은 간단하다. 30분마다 가볍게 일어나면 된다. 골반에 쏠리는 과도한 체중 하중은 일어나는 동작만으로도 대부분 감소되어 장기 압박을 줄여준다. 얼마나 간단한가. 30분마다 일어나라, 현대 여성들이여!

2 힙업 운동, 풍차 돌리기 운동을 30분마다 한다

일어나서 골반과 엉덩이를 가볍게 풀어준다. 엉덩이를 힙업시키는 팔 펴서 투명의자 앉기, 원 그려 다리 모으기 교정 운동이나 몸을 좌우로 비틀며 트위스트 동작을 하는 풍차 돌리기 운동을 하면 도움이 된다.

3 골반이 비틀어지지 않도록 바르게 앉는다

다리를 꼬거나 기대어 앉지 않는다. 턱은 수평으로 들고 정면을 바라보고 앉는다. 거북목은 골반을 틀어지게 만든다. 웅크리고 머리는 숙인 채 스마트폰을 하는 자세가 가장 나쁘다.

4 바르게 눕는다. 옆으로 눕지 않는다

옆으로 눕거나 엎드려 눕는 자세는 골반을 틀어지게 만들고, 엉덩이도 처지게 만든다. 항상 반듯하게 눕는 자세를 습관화한다.

5 **바르게 선다. 기대어 삐딱하게 서 있지 않는다**
지하철에서 삐딱하게 서 있는 습관은 골반의 좌우 비대칭을 유발시킨다. 동시에 체중이 실리는 쪽의 골반과 고관절이 점차 틀어지게 만든다. 대부분 다리 길이 차이와 좌우 허벅지 굵기, 다리 모양의 비대칭은 삐딱한 짝다리 습관 때문이다.

6 **양반다리를 하지 않는다**
우리나라 사람들이 많이 하는 양반다리 습관은 무릎관절을 틀어지게 만들고, 휜 다리를 유발한다. 동시에 발목까지 틀어진다. 장시간 양반다리로 앉아 있는 습관은 팔자걸음 등 걸음걸이까지도 비정상으로 만든다.

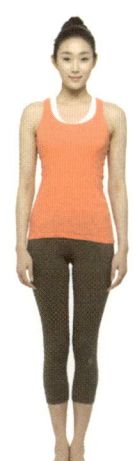

7 **바르게 걷는다**
모델처럼 바르게 걷는 사람은 좌우 골반이 균형 잡혀 있다. 그래야 상체(척추)와 하체(다리)의 유연한 동작이 가능하기 때문이다. 한 발짝부터 일자로 걷는 습관을 들여보자. 모델처럼 걷다 보면 어느새 자세도 반듯해지고 키도 커 보인다.

8 **머리를 숙이지 않는다**
신체는 유기적으로 연결되어 있다. 하체가 부실하거나 비만이면 동시에 상체(척추와 자세)도 문제가 있기 마련이다. 평소에 정면을 응시하는 생활습관을 들여야 한다. 걸을 때, 서 있을 때, 앉아 있을 때 대부분 땅을 보면서 생활한다. 그러면 자연히 거북목이 되어 골반은 점점 틀어진다. 정면 응시 습관은 균형 잡힌 골반을 만드는 데 도움이 된다.

9 **물을 많이 마신다**
나무에 물을 안 주면 어떻게 될까? 수분 섭취는 살아 있는 생명체의 핵심이다. 신체의 70% 이상이 수분인데, 커피와 콜라, 주스가 물을 대신할 수는 없다. 하루에 종이컵으로 일곱 잔, 1리터에 가까운 물을 마셔야 한다. 물을 충분히 마시면 몸의 순환 기능이 원활해지고, 하체비만 해결에도 도움이 된다.

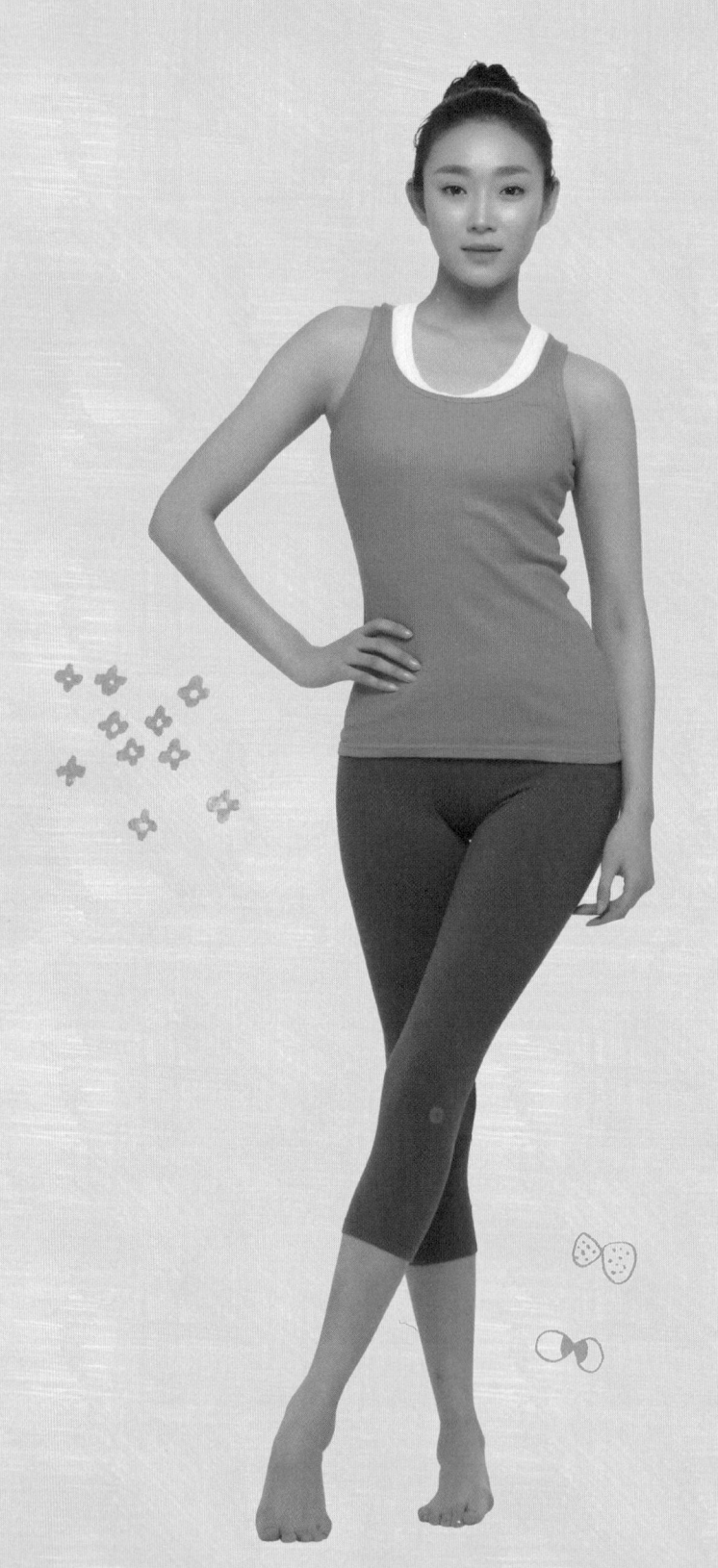

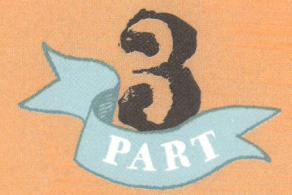

통증 부위별 골반 교정 케어

세월이 갈수록 온몸의 아픈 곳이 늘어난다.
허리도 아프고, 다리도 저리고, 어깨도 한 짐이다.
스마트폰, 컴퓨터 등으로 하루 종일 내 몸은 쉴 틈이 없다.
비틀어지고 망가진 몸을 부위별로 집중 케어해서
하루하루 상쾌한 마음과 아름다운 몸을 되찾아보자.

STEP 1 만성 요통

하루 종일 앉아 있어서 약해진 허리 근육을 풀어주고 단련시킨다.

1 누워서 다리 꼬아 당기기

뻑뻑한 고관절과 골반을 풀어주고 교정한다.

좌우 20회

1. 양쪽 무릎을 세우고 누운 후, 오른쪽 발을 왼쪽 허벅지 위로 올린다.
2. 다리 사이로 양손을 넣어 무릎 뒤에서 깍지를 끼고 가슴 쪽으로 다리를 잡아당긴다. 5초 정도 유지한 후 원위치한다. 다리를 바꿔서 똑같이 반복한다.

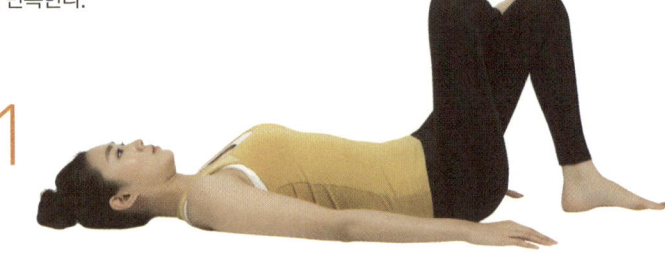

POINT
어깨가 바닥에서 떨어지지 않게 한다.
유연성이 부족한 경우 무리해서 다리를 잡아당기지 않는다.

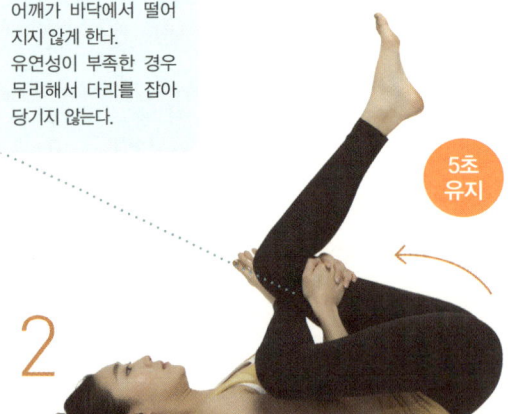

5초 유지

응용동작
무릎 앞쪽을 잡고 당기면 더 자극이 된다.

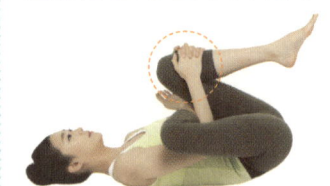

2. 한쪽 양반다리하고 상체 숙이기

뻣뻣한 허리를 시원하게 쭉 펴준다.

좌우 **30회**

1. 양반다리를 하고 앉은 다음, 한쪽 다리를 뒤로 쭉 뻗는다.

2. 가슴이 바닥에 닿도록 상체를 앞으로 숙이고 근육을 이완시킨다. 5초 정도 유지한 후 원위치한다. 다리를 바꿔서 똑같이 반복한다.

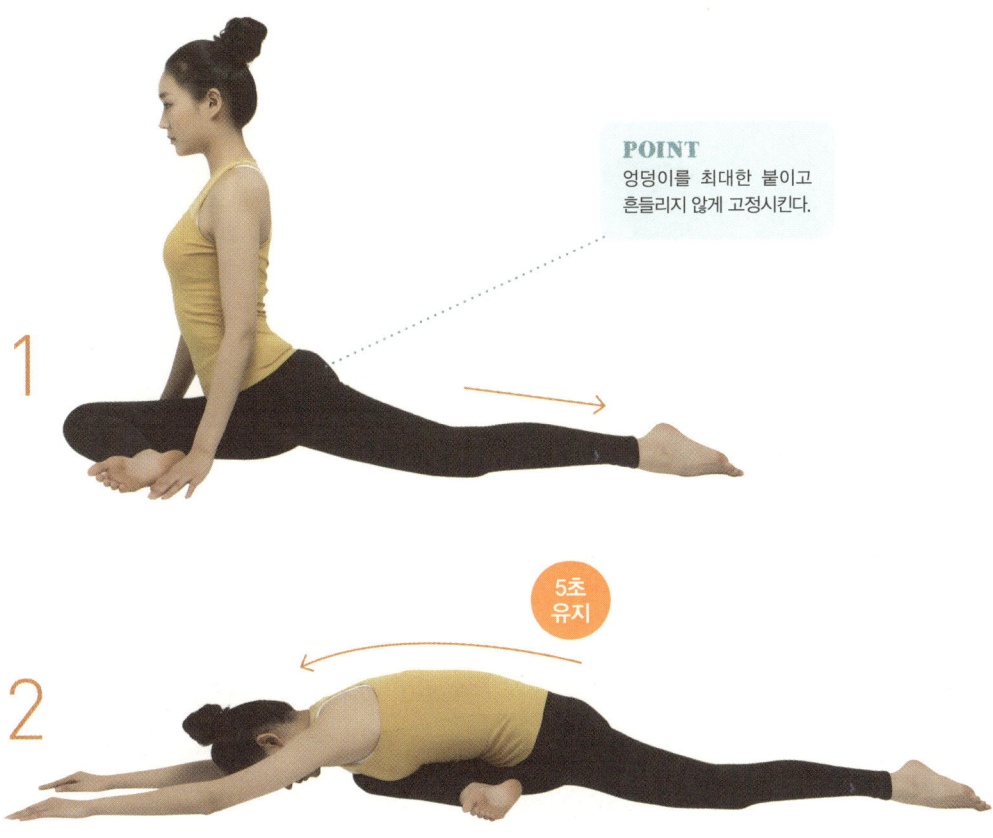

POINT
엉덩이를 최대한 붙이고 흔들리지 않게 고정시킨다.

5초 유지

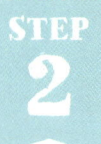

STEP 2 생리통과 생리불순

골반이 비틀어지면 생식기관이 차가워진다. 심한 생리통을 교정 운동으로 개선한다.

1 다리 꼰 오뚝이의 큰절

비틀어진 골반을 교정해서 생리통을 완화시킨다.

좌우 **20회**

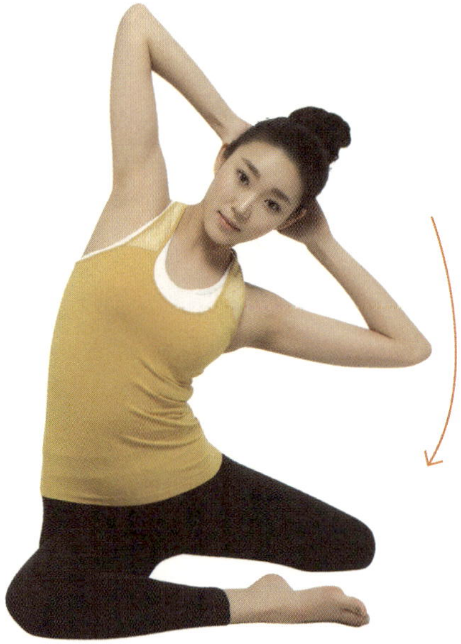

1 양반다리로 바르게 앉았다가 왼쪽 다리를 뒤로 뻗어 접는다. 오른쪽 발바닥이 왼쪽 다리 허벅지에 닿게 한다. 머리 뒤쪽으로 양손 깍지를 끼고 팔꿈치가 무릎에 닿도록 옆으로 숙인다.

2 제자리로 돌아와, 다리는 유지한 상태에서 두 팔을 대각선 방향으로 쭉 뻗고, 가슴이 바닥에 닿도록 엎드린다. 5초 정도 유지한 후 원위치한다. 다리를 바꿔서 반복한다.

5초 유지

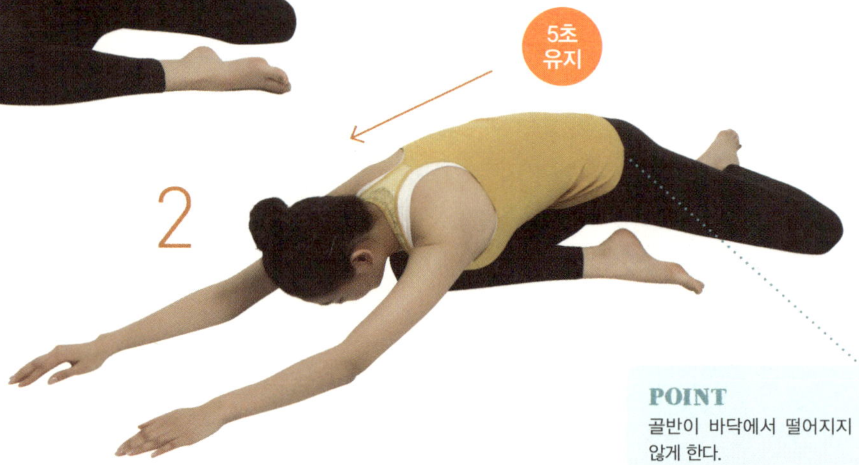

POINT
골반이 바닥에서 떨어지지 않게 한다.

2 골반 비틀기

비틀어진 골반을 교정하고, 비틀어진 허리 라인을 대칭으로 만든다.

좌우 **20**회

1 양팔을 옆으로 쭉 뻗고 누워서 오른쪽 다리를 90도로 접어 들어 올린다. 손바닥은 바닥을 짚는다.

2 오른쪽 다리를 최대한 왼쪽으로 넘긴다. 시선은 오른쪽을 향한다. 왼손으로 오른쪽 무릎을 눌러 최대한 몸통을 비튼 상태로 5초간 유지한다. 다리를 바꿔서 반복한다.

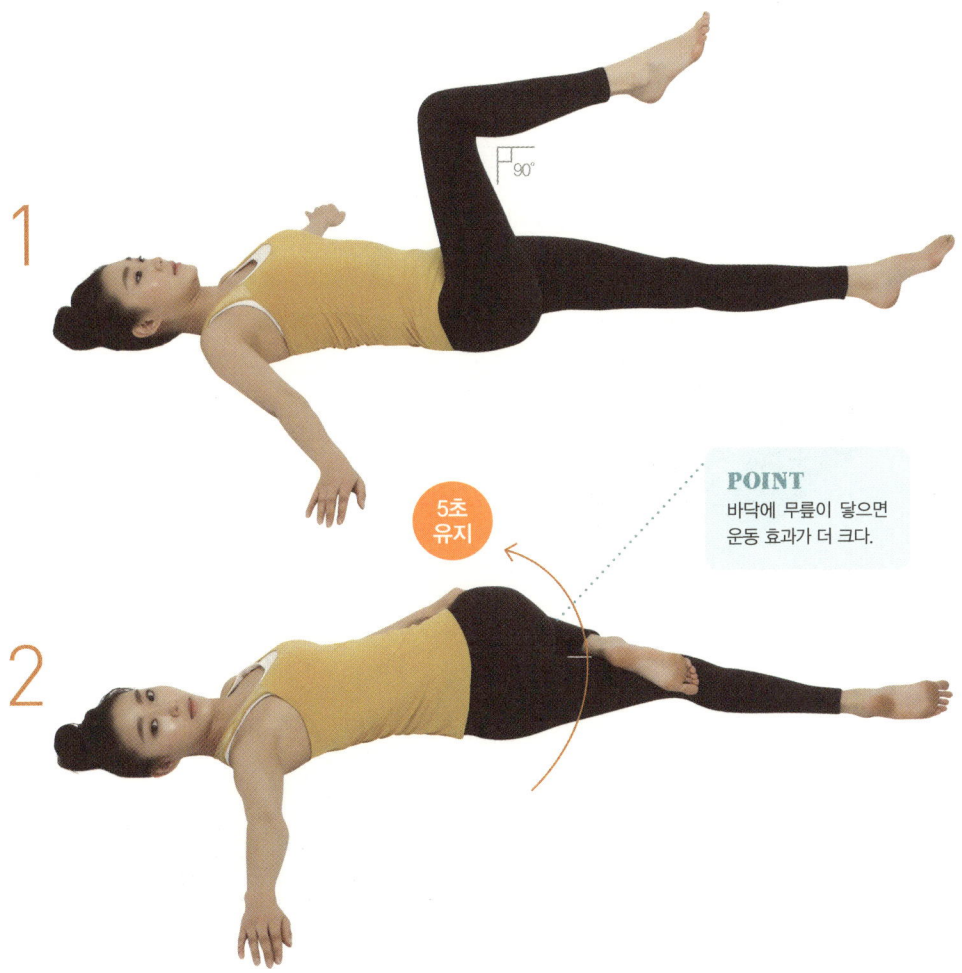

POINT
바닥에 무릎이 닿으면 운동 효과가 더 크다.

5초 유지

PART 3 통증 부위별 골반 교정 케어

STEP 3 만성 변비

틀어진 골반은 대장으로 연결된 요추 신경을 압박해 대장의 기능을 저하시키고 변비를 유발한다. 골반 교정으로 변비에서 벗어나보자.

1 발목 잡고 상체 숙이기
뻑뻑한 골반과 허리를 시원하게 풀어준다.

30회

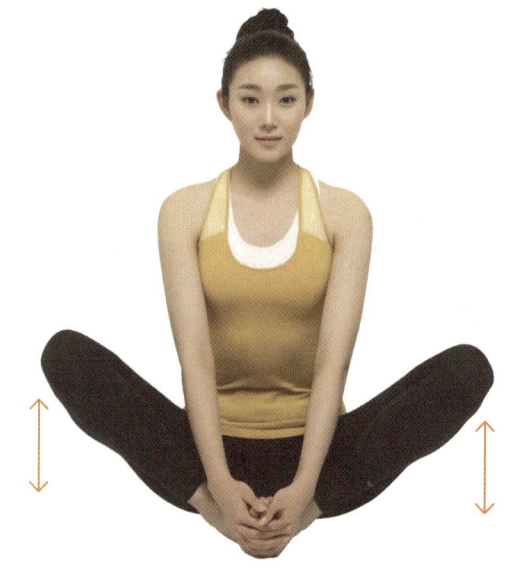

1 바른 자세로 앉아서 발바닥과 발바닥이 서로 맞닿게 한다. 발을 양손으로 잡고 새가 날갯짓하듯이 두 다리를 아래위로 움직인다.

2 숨을 크게 내쉬면서 몸에서 힘을 빼고 상체를 앞으로 숙인다. 5초 정도 유지한 후 원위치한다.

POINT 엉덩이가 조여지는 느낌이 들어야 한다.

5초 유지

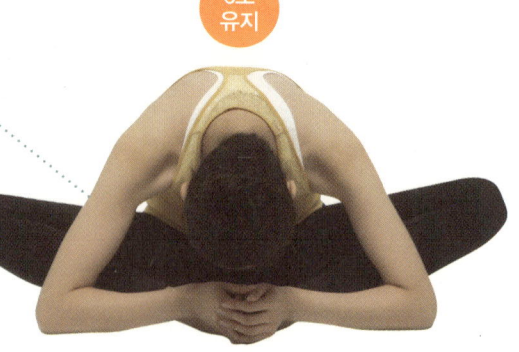

2 골반 구르기

압박된 요추 신경을 풀어주어 변비 개선에 도움이 된다.

30회

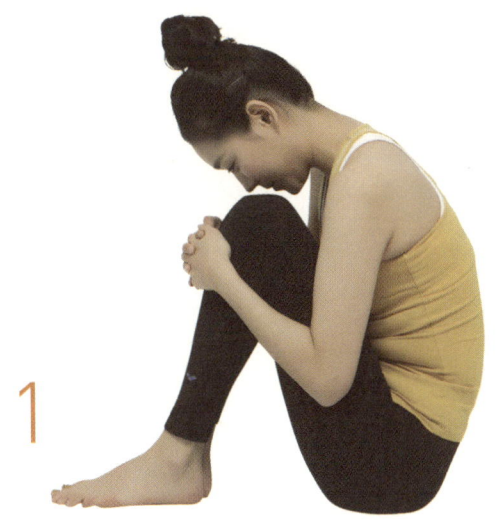

1 양쪽 다리를 세우고 앉아서 양팔로 다리를 감싸고 양손은 깍지를 낀다. 머리를 숙여 몸을 둥글게 만든다.

2 몸을 앞뒤로 움직이며 제자리에서 구른다. 1초 동안 멈췄다가 처음의 위치로 돌아간다.

POINT
아랫배가 수축되는 것을 느껴야 한다.

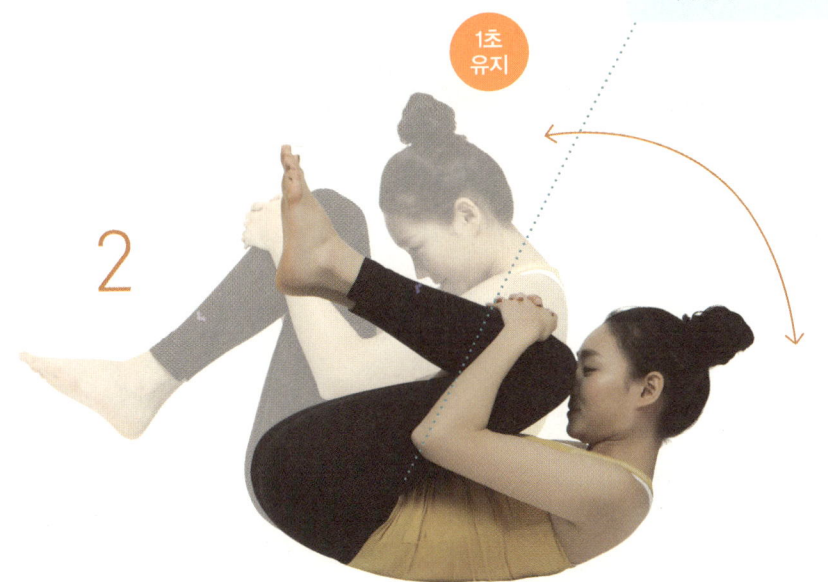

1초 유지

STEP 4 다리 부종

골반이 비틀어지고 벌어지면 다리가 잘 붓는다. 교정 운동으로 다리 부기를 가라앉혀 보자.

1 ㄱ자 허리 숙이기
다리 부기가 가라앉고, 다리 라인이 예뻐진다.

좌우 20회

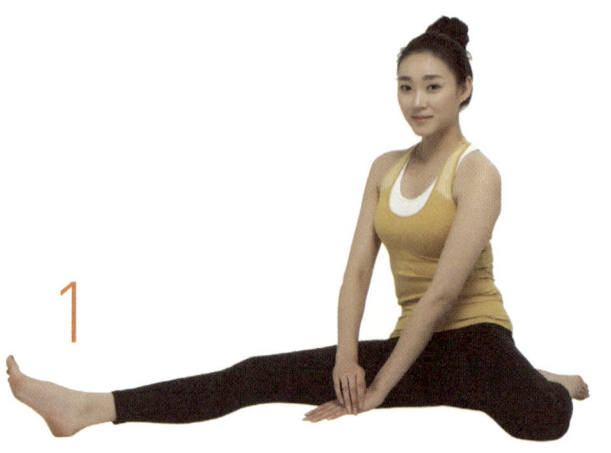

1 오른쪽 다리는 앞으로 쭉 뻗고 왼쪽 다리는 뒤로 접어 뒤꿈치가 엉덩이에 닿게 한다.

2 허리를 숙이고 양손으로 발목을 잡는다. 상체를 숙인 채 5초 정도 버틴다. 다리를 바꿔서 똑같이 반복한다.

POINT
유연성이 부족한 경우에는 무리해서 하지 않는다.

5초 유지

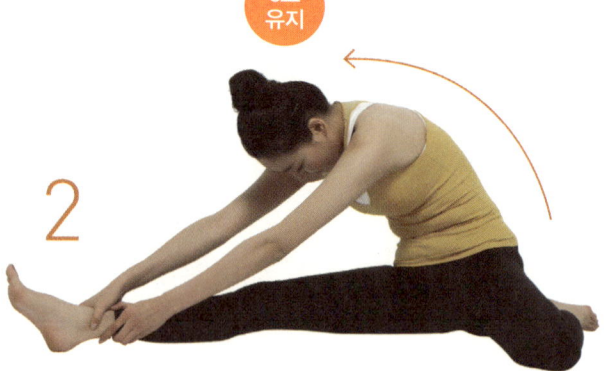

응용동작
힘들면 한쪽 다리를 앞으로 접고 한다.

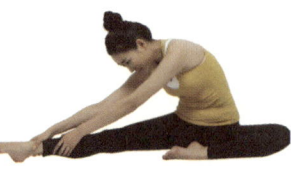

2 다리 펴고 신발 끈 묶기

종아리의 부기가 가라앉고, 군살이 빠진다.

좌우 **20회**

1 오른쪽 다리는 앞으로 쭉 펴고, 왼쪽 다리는 90도 각도로 무릎을 꿇는다. 상체는 바로 세운다.

2 천천히 상체를 숙이고 마치 신발 끈을 묶으려는 것처럼 양손으로 발등을 잡는다. 3초 정도 버틴다. 다리를 바꿔서 똑같이 반복한다.

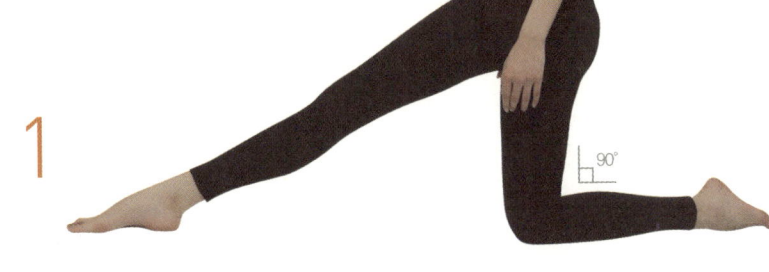

POINT
균형을 잡고 몸이 쓰러지지 않게 한다.
힘들면 한쪽 손은 바닥을 짚어 몸을 지탱한다.
발끝을 잡으면 운동 효과가 더 크다.

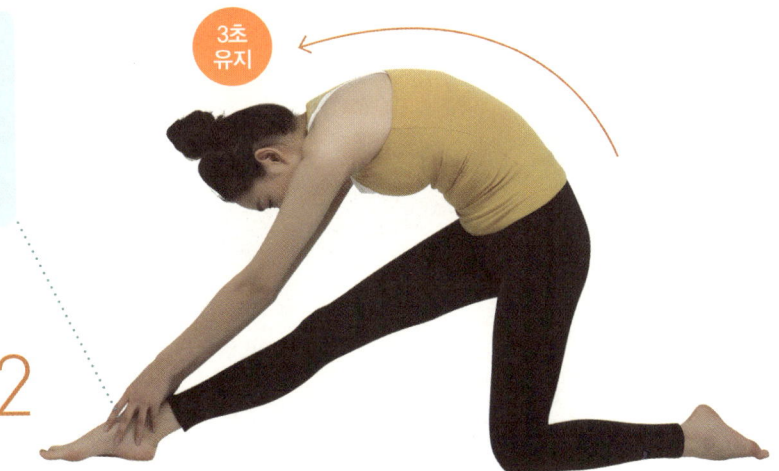

PART 3 통증 부위별 골반 교정 케어

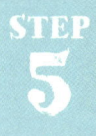

STEP 5 전신 피로

전신이 뻣뻣해져 항상 뻐근하고 욱신거리는 목 · 어깨 · 허리 통증. 저녁만 되면 몰려오는 만성 피로를 교정 운동으로 개운하게 날려버리자.

1 등 굴리기 30회
긴장된 척추기립근과 대둔근을 풀어주고, 복부를 슬림하게 만든다.

1 척추 라인을 반듯하게 하고 다리를 곧게 펴고 눕는다. 양쪽 다리를 모아서 곧게 들어 올린다.

2 최대한 등을 들어 올려 발을 머리 위쪽으로 보낸다. 3초 동안 ㄱ자로 멈췄다가 원위치한다.

3초 유지

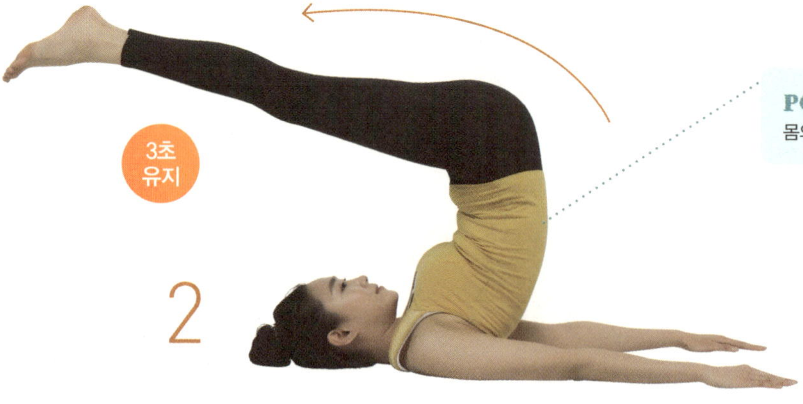

POINT 몸의 중심을 잡는다.

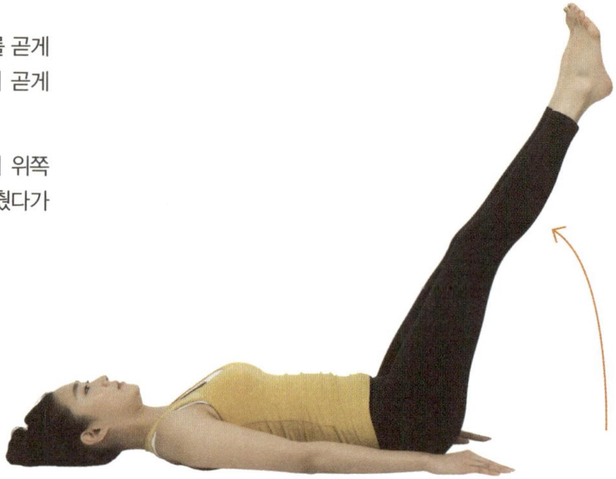

골반 교정 다이어트

2 다리 펴서 상체 숙이기

허벅지와 종아리의 부기가 가라앉고, 뻣뻣한 허리가 펴진다.

30회

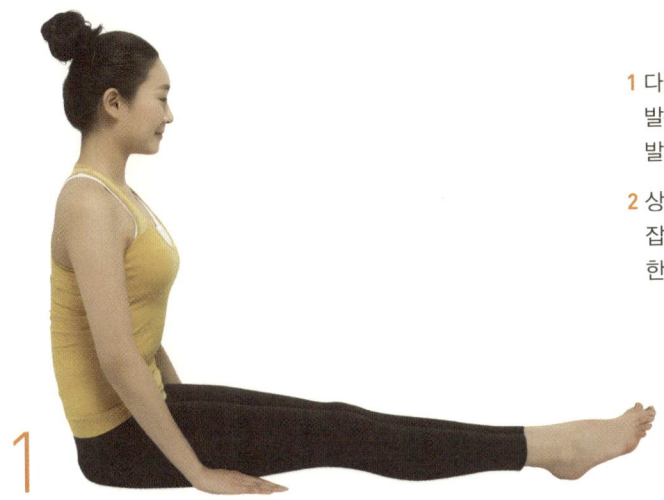

1 다리를 반듯하게 쭉 뻗고 앉는다. 양쪽 발목과 무릎은 가볍게 붙인다. 발끝은 발레리나처럼 앞으로 쭉 편다.

2 상체를 천천히 숙이고 양손으로 발목을 잡는다. 3~5초 정도 유지한 후 원위치 한다.

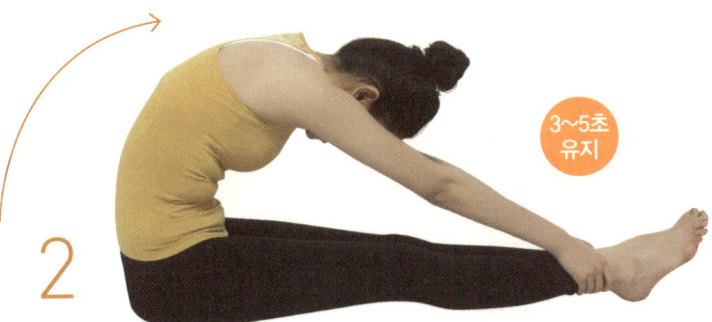

3~5초 유지

응용동작
발끝을 잡아주면 운동 효과가 더 크다.

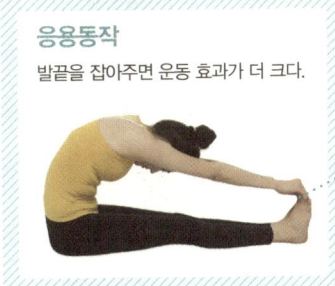

POINT
발끝을 몸 쪽으로 젖히면 종아리와 허벅지 근육이 펴진다.
유연성이 부족한 경우에는 무리하지 않는다.

3 앞쪽 척추 스트레칭

뻣뻣한 목, 등, 허리 근육이 풀어지고, 자세가 반듯해진다.

30회

1 다리를 골반 넓이만큼 벌리고 바른 자세로 선다. 양손은 깍지를 끼고, 팔을 양쪽 귀에 붙이고 머리 위쪽으로 들어 올린다.

2 팔, 머리에서 힘을 빼고 상체를 천천히 숙인다. 팔은 어깨와 수평을 유지하며, 무릎을 굽히지 않는다. 3초 동안 멈췄다가 처음의 위치로 돌아간다.

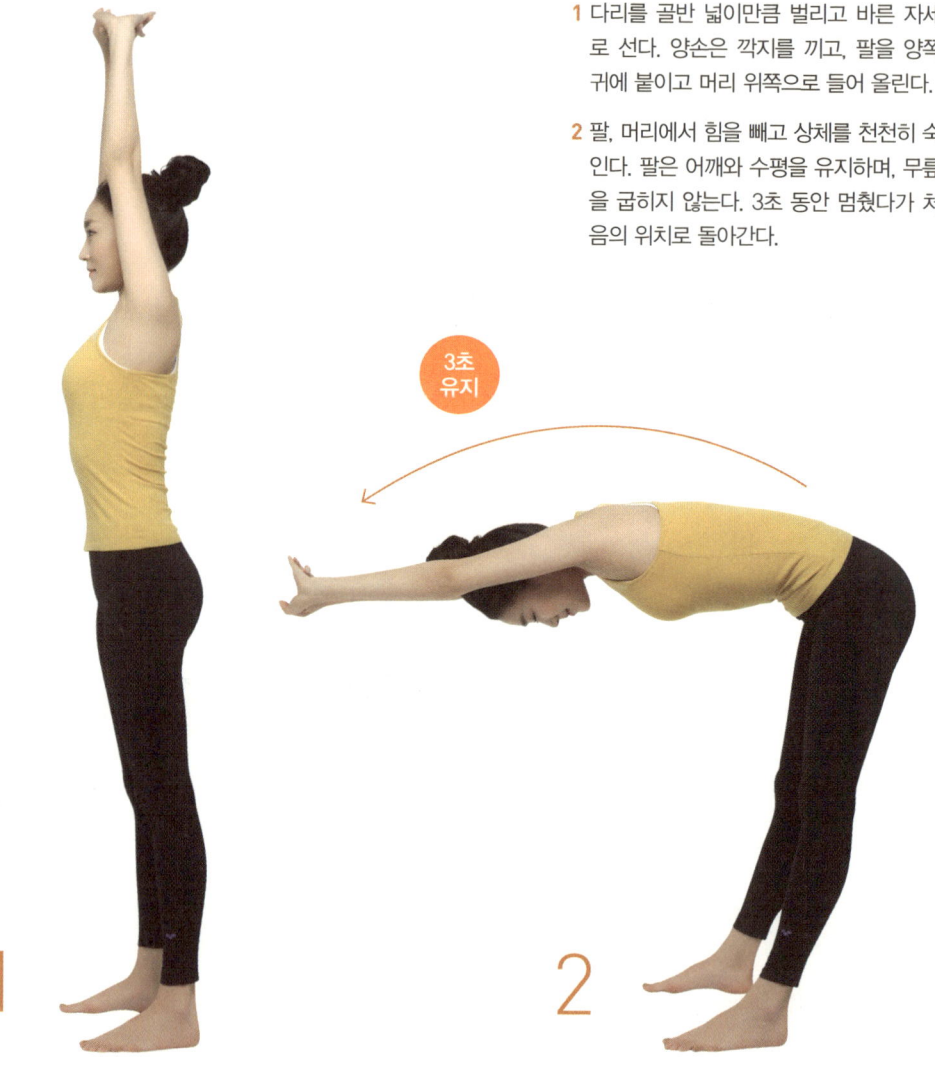

3초 유지

4 뒤쪽 척추 스트레칭

뻣뻣한 등, 허리 근육이 풀어지고, 자세가 반듯해진다.

30회

1 다리를 골반 넓이만큼 벌리고 바른 자세로 선다. 양손은 등 뒤에서 깍지를 낀다.

2 팔, 머리에서 힘을 빼고 상체를 앞으로 숙인다. 3초 동안 멈췄다가 처음의 위치로 돌아간다.

POINT
손바닥이 천장을 향하면 운동 효과가 크다.

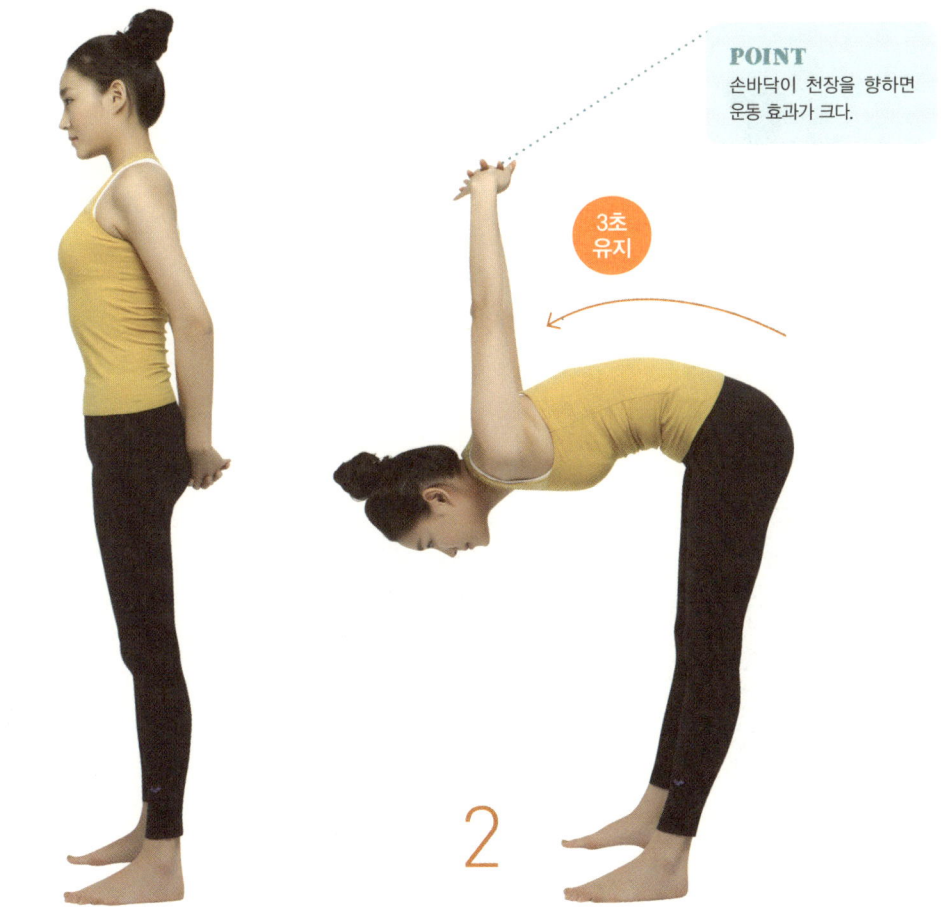

3초 유지

PART 3 통증 부위별 골반 교정 케어

5 좌우 척추 스트레칭

뻣뻣한 등, 허리, 옆구리 근육이 풀어지고, 자세가 반듯해진다.

좌우 **30회**

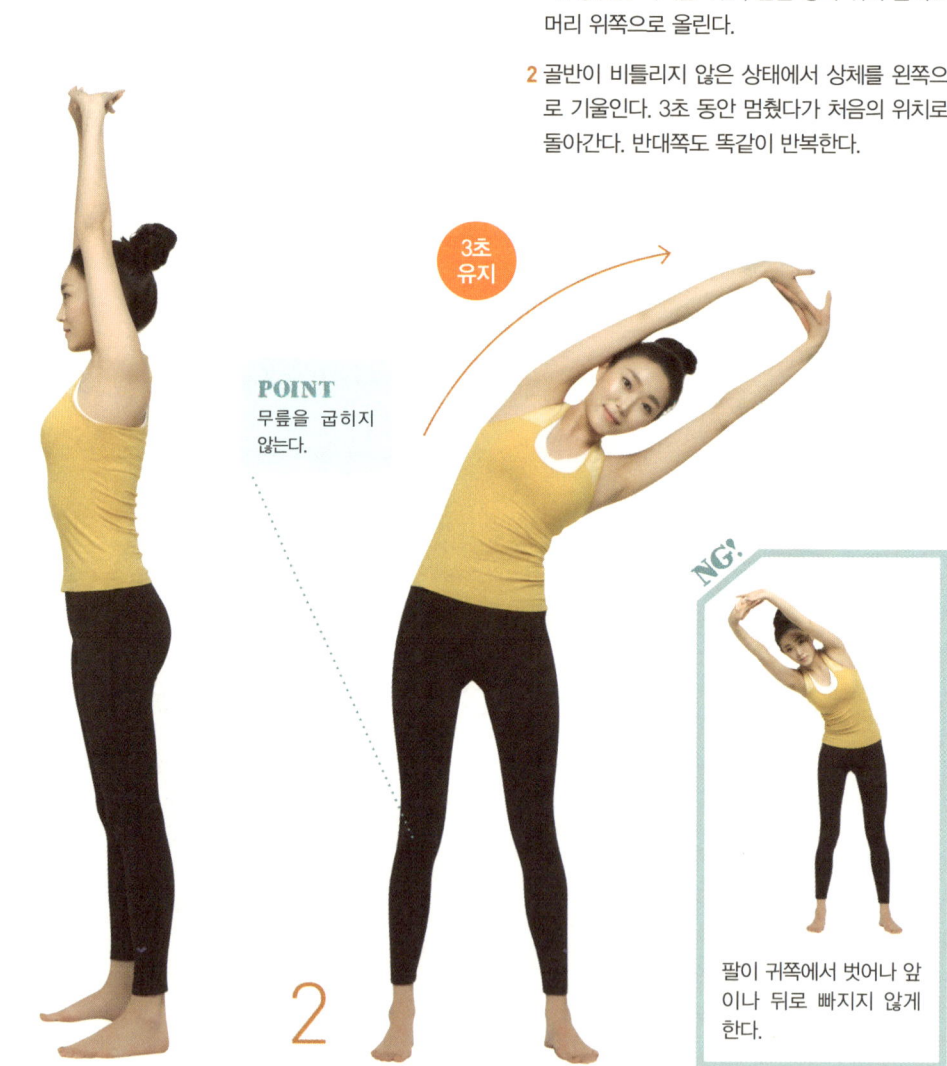

1 다리를 골반 넓이만큼 벌리고 바른 자세로 선다. 양손은 깍지를 끼고, 팔을 양쪽 귀에 붙이고 머리 위쪽으로 올린다.

2 골반이 비틀리지 않은 상태에서 상체를 왼쪽으로 기울인다. 3초 동안 멈췄다가 처음의 위치로 돌아간다. 반대쪽도 똑같이 반복한다.

3초 유지

POINT 무릎을 굽히지 않는다.

NG! 팔이 귀쪽에서 벗어나 앞이나 뒤로 빠지지 않게 한다.

응용동작
팔을 전후좌우로 돌아가면서 뻗어주면 운동 효과가 더 크다.

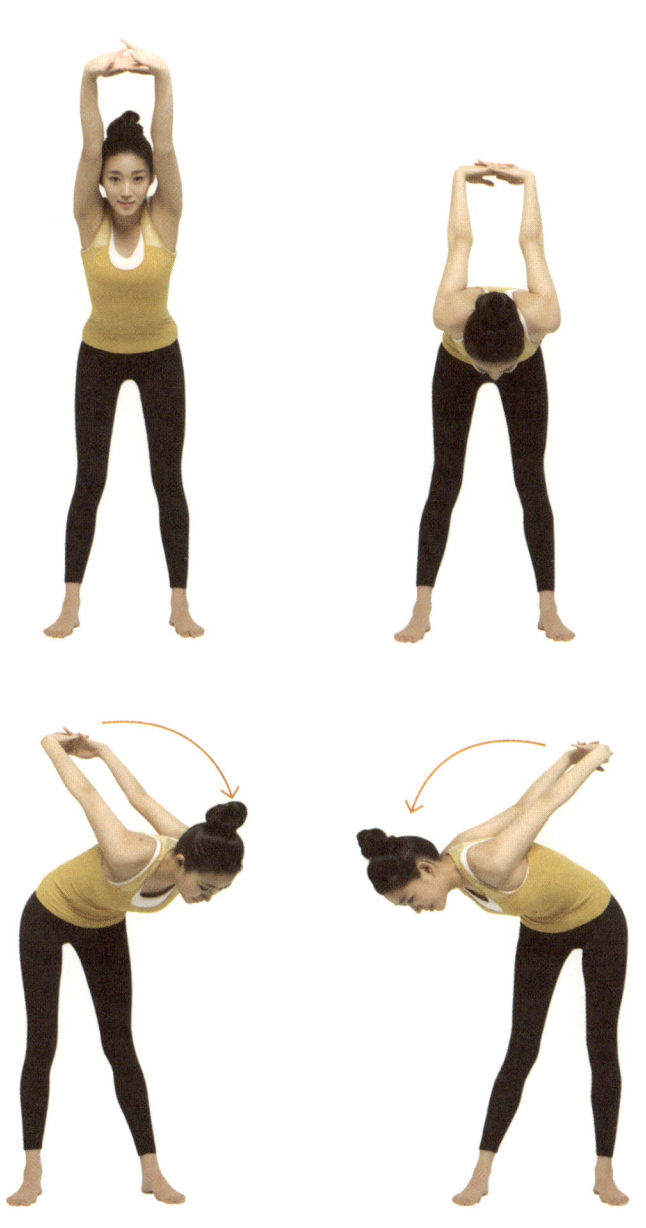

STEP 6 매끈한 하체 라인 만드는 근막 마사지

골반이 틀어지면 하체를 지지하고 지탱하는 근육 또한 한쪽은 뭉치고 반대쪽은 약해지는 경우가 다반사이다. 근막 마사지로 근육을 시원하게 풀어주자.

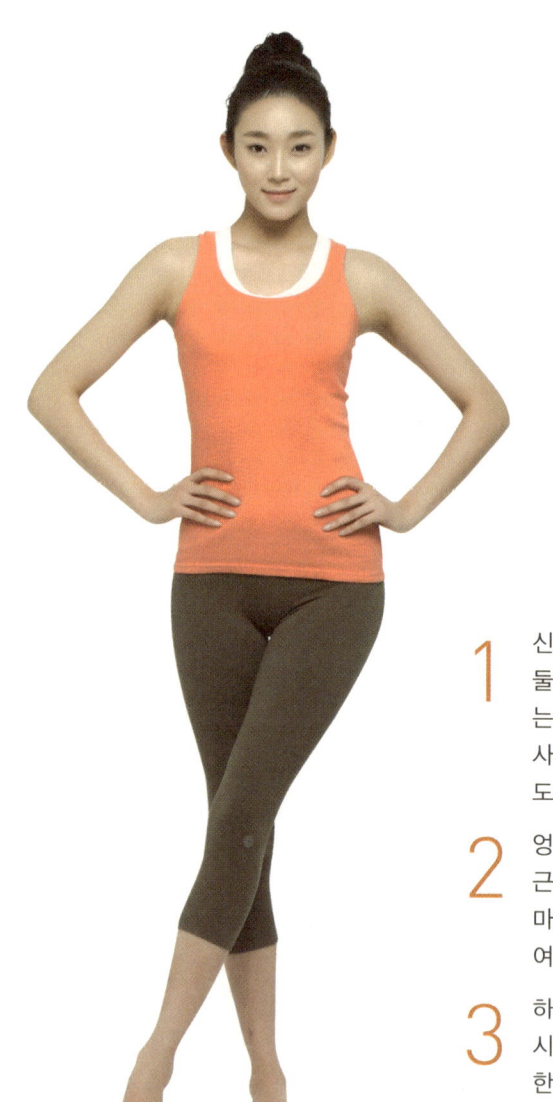

1 신체의 근육 섬유는 근막이라는 얇은 근육막에 의해 둘러싸여 있다. 따라서 근막을 자극하는 근막 마사지는 체형 교정에도 큰 도움이 된다. 해외에서는 근막 마사지만을 전문적으로 연구하는 단체도 많으니 신뢰해도 좋다.

2 엉덩이, 허벅지, 다리 등 매끈한 하체 라인을 위해서 근육을 판판하게 펴주는 근막 마사지를 해보자. 근막 마사지로 통통한 셀룰라이트 지방 덩어리가 굳어 쌓여 있는 하체를 판판하게 펴주자.

3 하체 근막 마사지는 맵시 있는 하체를 갖게 해주며 동시에 묵직하게 피로가 쌓여 막힌 부분이 뻥 뚫리는 듯한 느낌이 들게 만든다.

1 발바닥 근막 마사지

발바닥의 부기가 빠지고, 노폐물 제거로 발의 피로가 풀린다.

30회

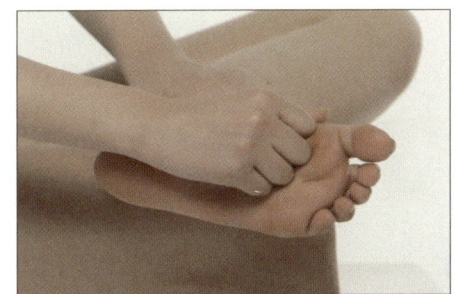

1 의자에 등을 펴고 바르게 앉아 한쪽 다리를 반대쪽 다리 무릎 위에 올려 놓는다. 주먹을 쥐어 발가락이 끝나는 부위(중족골)에 갖다 댄다.

2 그대로 발뒤꿈치까지 지그시 누르며 쓸어내린다.

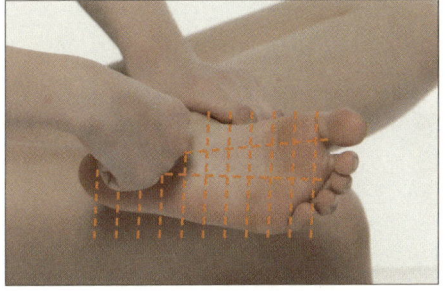

POINT
발바닥을 안쪽, 가운데, 바깥쪽 세 군데로 나누고, 또 각각을 10등분해서 누르고 쓸어내린다.

응용동작
발바닥 마사지가 끝나면 발가락을 하나하나 잡아당긴다.

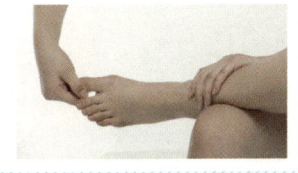

2 복부 근막 마사지

복부 군살이 빠지며, 복부를 판판하게 만들어줘 자세 교정에도 좋다.

20회

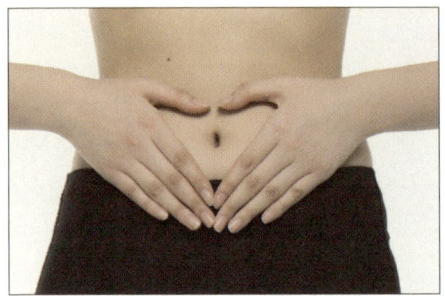

1

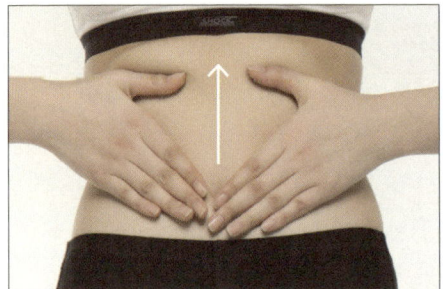

2

1 손바닥을 하트 모양으로 만들어 복부에 댄다. 복부를 중앙부터 옆구리까지 가상의 다섯 부위로 마음속으로 나눈다.

2 양손을 동시에 복부 하단(허벅지와의 경계선 라인)부터 갈비뼈에 닿을 때까지 아래에서 위로 지그시 쓸어 올린다.

POINT
복부를 중앙부터 옆구리까지 다섯 부위로 나누고 각각 10초 동안 천천히 쓸어 올린다. 사진은 복부 중앙, 복부와 옆구리 중간, 옆구리 부분 마사지를 보여준다.

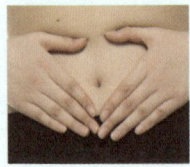 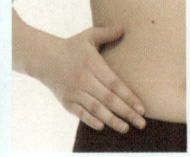 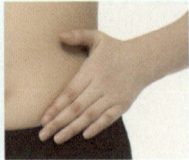 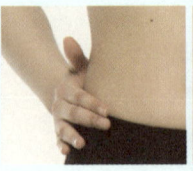 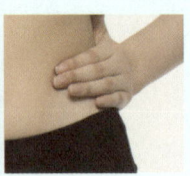

3 엉덩이 근막 마사지

오랫동안 앉아 있어서 뭉개지고 뻣뻣해진 골반 근육이 판판하게 펴지면서 개운해진다.

20회

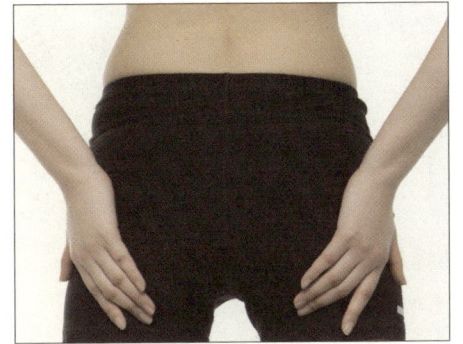

1 등을 펴고 바른 자세로 서서 양쪽 손바닥을 펴 엉덩이와 허벅지 경계선에 갖다 댄다.

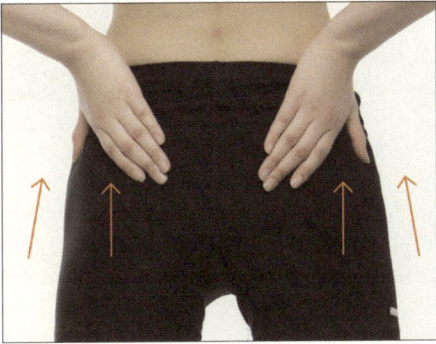

2 손바닥 전체를 이용하여 지그시 누르며 엉덩이 전체를 아래쪽에서 위쪽으로 천천히 쓸어 올린다.

POINT
엉덩이도 최대한 세분해서 아래쪽에서 위쪽으로 천천히 쓸어 올린다.

4 허벅지 근막 마사지

허벅지 전체가 개운하고 가벼워지면서, 다리 라인이 판판해지는 것을 느끼게 된다.

10회

1

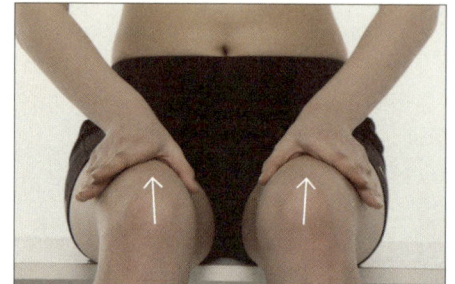
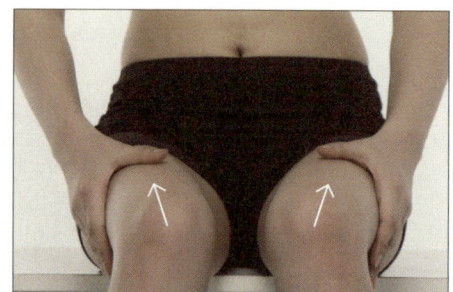

2

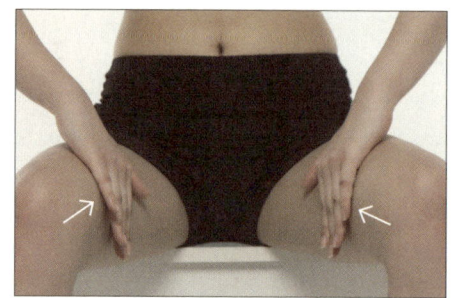
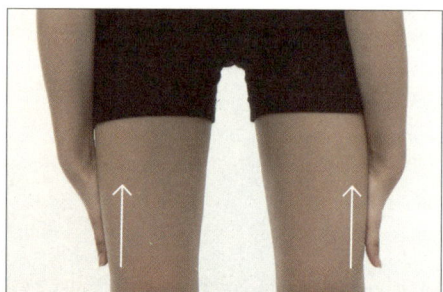

POINT
허벅지 둘레 전체를 10개가량의 상상의 부위로 나눠 손바닥 전체로 꼼꼼하게 쓸어 올린다.

1 허벅지 부분을 앞과 옆, 안쪽과 뒤쪽으로 나눠 마사지한다. 앞 부위는 바르게 앉아서 양 손바닥으로 무릎부터 허벅지가 끝나는 부분까지 지그시 쓸어 올린다. 옆부분도 무릎부터 고관절까지 지그시 쓸어 올린다.

2 허벅지 안쪽은 무릎관절부터 치골까지 지그시 쓸어 올린다. 일어나서 무릎 뒤쪽부터 엉덩이와 허벅지의 경계선까지 지그시 쓸어 올린다.

5 종아리 근막 마사지

종아리 라인이 판판해지면서 다리 부기를 진정시켜준다.

10회

1

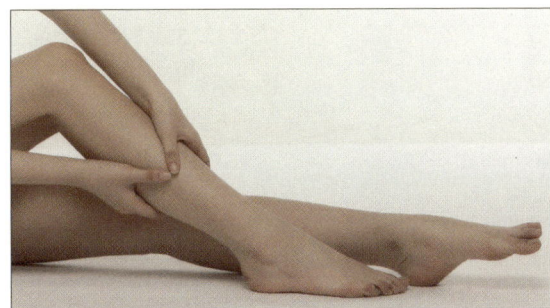

2

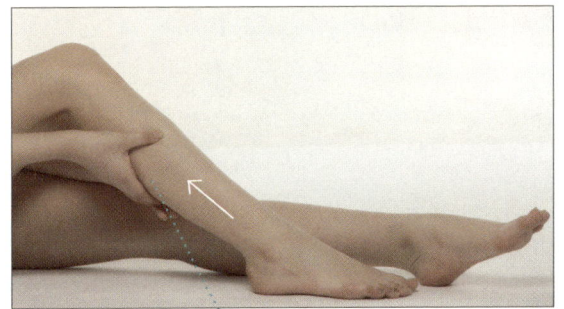

POINT
강하게 하면 아프니까 적당한 강도를 유지한다.

1 바르게 앉아서 양손으로 아킬레스건을 지그시 감싸 쥔다. 지그시 눌러가며 쓸어 올린다.

2 아킬레스건부터 무릎 경계선까지, 종아리 근육 전체를 지그시 눌러가며 쓸어 올린다.

6 정강이 근막 마사지
정강이 부위가 개운해지면서 근육이 판판하게 펴진다.

20회

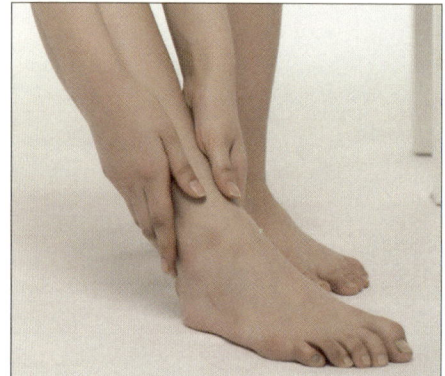

1 바르게 앉아서 양손으로 아킬레스건을 지그시 감싸 쥔다.

2 손바닥을 이용하여 발목에서부터 정강이뼈, 무릎 사이를 누르며 지그시 쓸어 올린다.

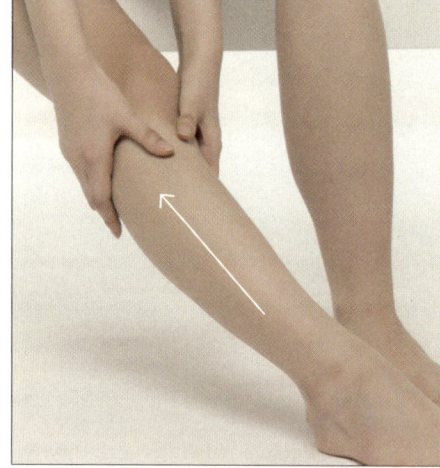

7 다리 다림질하기, 꽈배기 마사지

30회

다리 전체의 혈액 순환을 원활하게 해줄 뿐만 아니라, 근육의 결을 펴주면서 관절의 틀어짐이 교정된다.

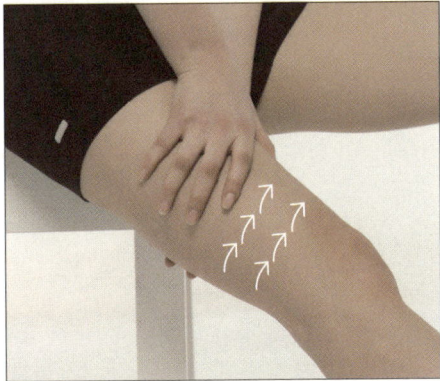

1 종아리 근육의 근막을 손바닥 전체로 지그시 감싸 눌러 마치 다림질하듯이 부드럽게 펴주면서 쓸어 올린다.

2 그 상태에서 허벅지까지 다림질하듯이 천천히 밀고 올라온다. 다시 전체적으로 근육을 꽈배기처럼 비틀어주면서 마사지를 해준다.

POINT
올라오면서 펴준 부위가 판판해진 상태를 확인해준다.
꽈배기 비틀기 마사지를 할 때는 O다리는 안쪽으로, X다리는 바깥쪽으로 비틀며 쓸어 올린다.

COLUMN

하체비만에 대한 잘못된 상식

1 유산소 운동을 하고, 식사량을 줄이면 하체비만이 해결된다?

원인을 모른 채 일반 다이어트와 같은 방식으로 생각하면, 하체비만은 결코 사라지지 않는다. 먼저 골반 불균형을 해결해야 한다. 하체의 기초틀이 되는 비틀어지고 벌어진 골반을 방치한 채 운동을 하면 오히려 무릎관절과 허리 통증을 유발시킨다. 자신의 골반 상태에 맞춰 골반 교정 운동을 하면서 유산소 운동, 식사량 조절을 꾸준히 함께 하는 것이 근본적인 해결 방법이다.

2 셀룰라이트 해결은 어렵다?

셀룰라이트는 피하지방 하단부에 응축되어 굳어서 쌓인 지방 덩어리이다. 실제로 셀룰라이트의 해결은 어렵다. 원인이 복잡하게 얽혀 있기 때문이다. 근막 하층 부위에 집중적으로 쌓여 있는 셀룰라이트는 우선 순환이 원활하게 이루어지지 않아서일 수 있다. 그 원인은 대부분 잘 움직이지 않는 생활습관 때문이다. 역으로 생각하면 오래 앉아 틀어진 골반과 엉덩이, 허벅지 근육 내 순환을 원활히 해주면 셀룰라이트가 해결될 수 있다는 것이다. 골반 틀어짐을 교정하면서, 판판하게 펴주는 부위별 교정 스트레칭 운동과 하체 근막 마사지를 하면 분명 셀룰라이트가 눈에 띄게 해결되는 것을 볼 수 있다. 오래 앉기 금지, 나트륨 섭취 자제, 하루 7컵 정도의 물 마시기도 잊지 말자.

3 허벅지 안쪽 살을 빼고 싶은데 줄넘기를 한다?

하체비만인 경우에는 특히 허벅지 안쪽 살이 잘 늘어지고 약해지면서 군살이 쌓이게 된다. 이 경우 골반, 엉덩이 구조를 살펴보는 것이 하체비만 해결에 우선이다. 벌어진 골반 상태에서 과도하게 달리고 뛰는 운동은 무릎관절의 안쪽 연골을 손상시킬 수 있다. 또 골반, 허리 통증을 유발한다. 따라서 고관절 돌출 교정 운동과 골반 힙업 운동, 내전근 강화 운동을 하면서 가벼운 줄넘기를 병행하는 것이 좋다.

4 **경락마사지를 받으면 하체비만을 완전히 해결할 수 있다?**

물론 하체에 쌓인 노폐물과 셀룰라이트 제거에 마사지는 큰 도움이 된다. 하지만 복근, 허벅지 내전근, 엉덩이 둔근 등 하체비만 문제를 유발시키는 핵심 골반 주변 근육의 경직된 상태를 풀어주고, 강화시키는 맞춤 골반 교정 운동을 병행해야 근본적으로 재발이 되지 않는다. 하체비만은 지방흡입 수술을 받은 경우라 해도 재발되기 쉽다. 잘못된 생활습관을 바꾸지 않고 약해지고 경직된 골반 주변 핵심 근육을 방치한다면 그 어떤 방법도 소용이 없다고 감히 말한다.

5 **다이어트 약, 셰이크 심지어 하체비만을 위해 원푸드 다이어트를 한다?**

아직 논란이 있는 부분이다. 하지만 수차례 다이어트에 실패한 후 찾아온 회원을 보면서 느끼는 점을 솔직히 적어본다. 경험상 약, 셰이크, 원푸드 다이어트 등의 방법은 장기적인 관점에서 볼 때는 결국 하체비만 해결에 실패한다. 신체의 구조는 유기적으로 연결되어 있다. 각각의 장기, 근골격, 신경계 등 신체의 모든 부분들은 서로 도움을 주고받으면서 영향을 주는 톱니바퀴 같은 연결 시스템으로 생명 활동을 한다. 하지만 약, 셰이크, 원푸드 다이어트는 오직 살을 빼기 위한 목적으로 식욕을 억제하여 포만감을 느끼게 만들거나, 편중된 영양분 섭취 등 신체의 자율적인 자생 기능을 깨뜨리는 강제적인 방법이 아닐까 한다. 신체는 건강한 장기 활동과 원활한 순환 활동, 정신 활동, 중추 신경계 활동 등이 모두 조화롭게 작동되어야 한다.

이를 위해서는 단순히 섭생만 인위적으로 조절하는 것은 좋지 않다. 체형 교정 운동을 통한 하체비만 해결에서는 1일 3식, 5대 영양소를 골고루 섭취하는 것이 중요하다. 물론 지나친 염분 섭취와 밀가루 음식은 자제하는 것이 좋다. 과거부터 그러했듯 한때 유행으로 그칠 수 있는 일시적인 다이어트 방식보다는 기본에 충실하고, 운동과 같은 정직한 방법으로 하체비만을 해결해보자.

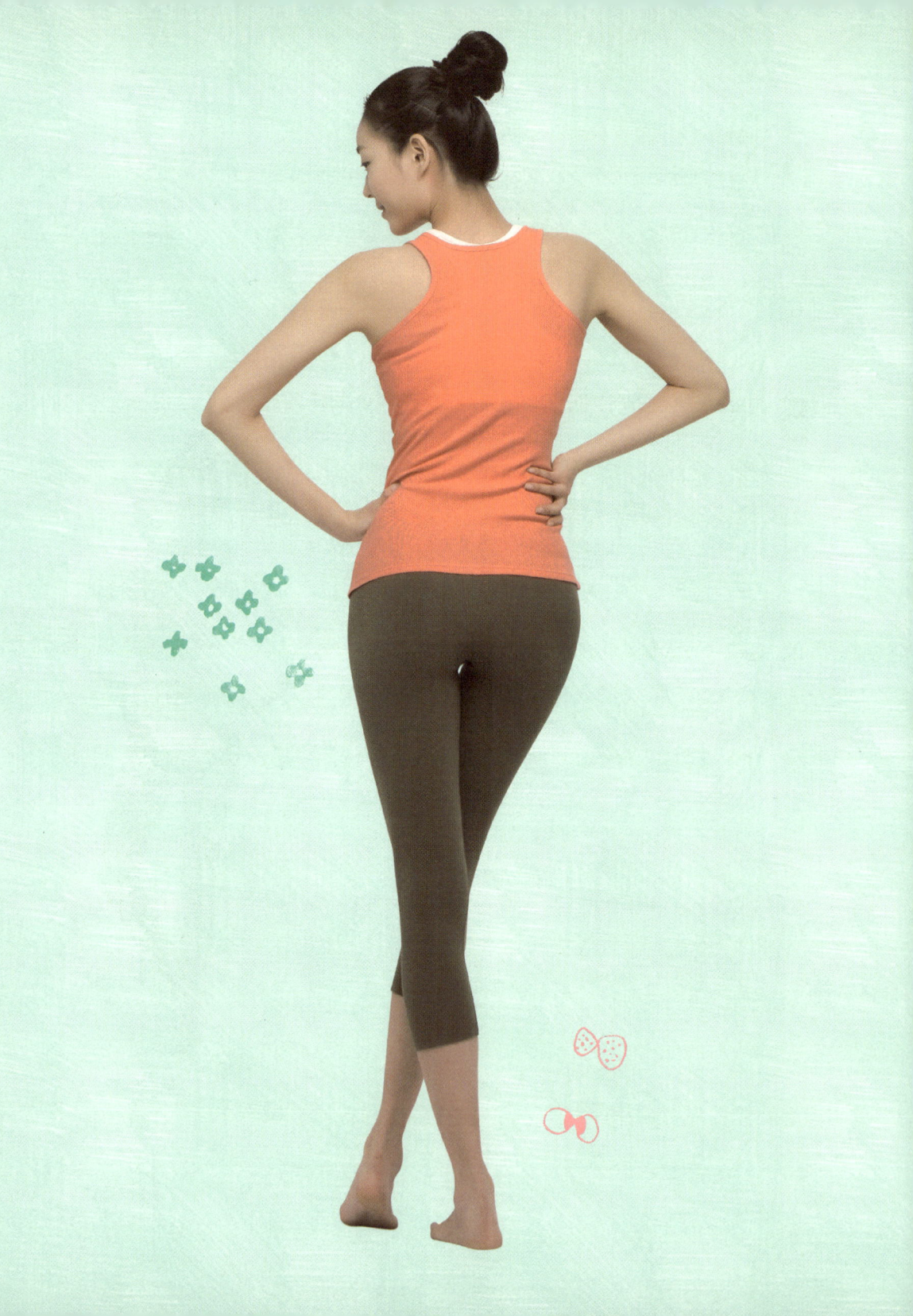

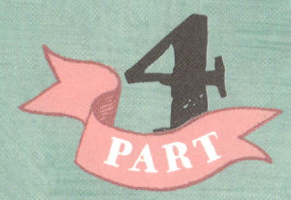

생활 속
골반 교정 케어

사무실에서 복사를 할 때,
집에서 청소를 할 때나 설거지를 할 때, 전철을 타거나 계단을 오를 때,
생활 속에서도 골반 교정 운동을 할 수 있는 기회는 얼마든지 있다.
매일매일 습관을 들여 아름다운 몸으로 변신해보자.

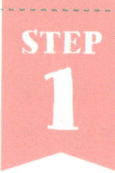

STEP 1 사무실 의자에 앉아서

컴퓨터 업무로 장시간 앉아 있어서 비틀어지고 뻣뻣해진 골반을 개운하게 풀어준다.

1 척추 스트레칭

뻣뻣한 등, 허리, 옆구리 근육이 풀리고 자세가 반듯해진다.

30회

1. 척추 라인을 반듯하게 하고 앉는다. 양손은 깍지를 끼고 앞으로 쭉 뻗는다.
2. 팔, 머리에서 힘을 빼고 상체를 앞으로 숙인다. 팔은 양쪽 귀에 붙인다. 5초 동안 멈췄다가 원위치한다.

POINT 팔은 어깨와 수평을 유지한다.

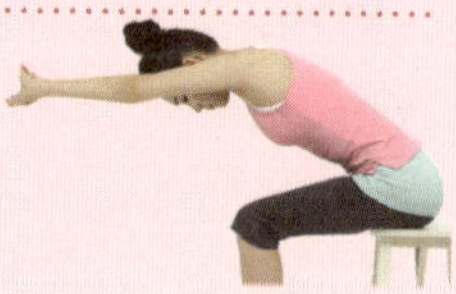

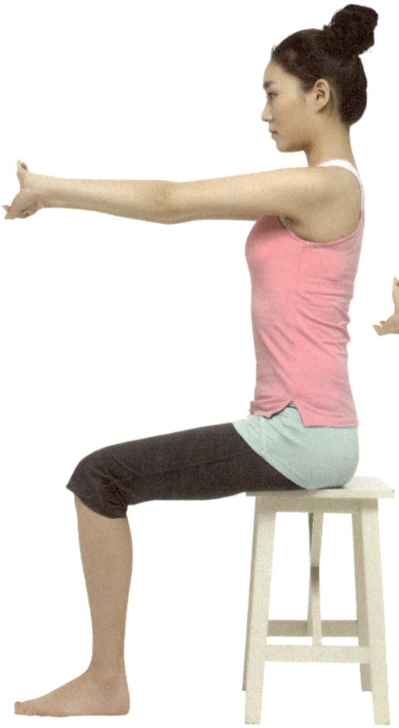

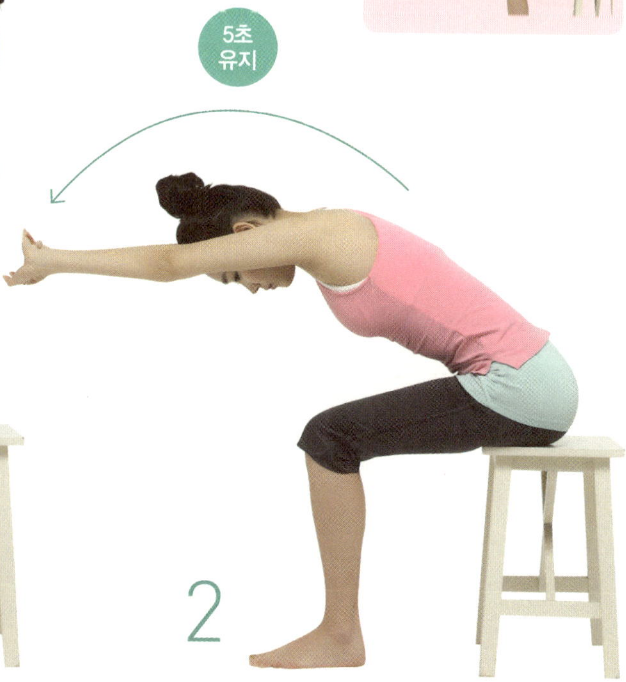

5초 유지

2 뒤쪽 척추 스트레칭

뻣뻣한 등, 허리 근육이 풀리고 자세가 반듯해진다.

30회

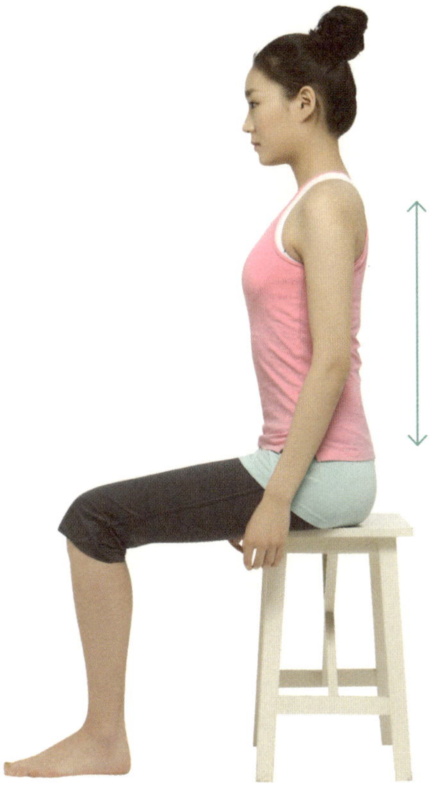

POINT
손바닥이 천장을 향하면 운동 효과가 크다.

5초 유지

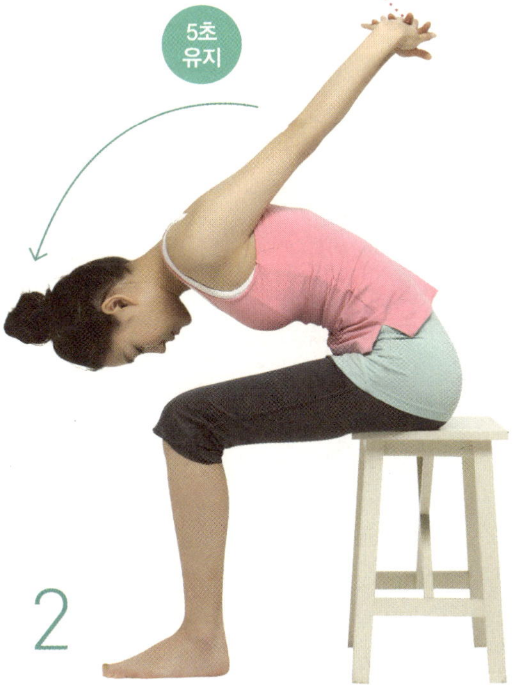

1 척추 라인을 반듯하게 하고 앉는다.

2 양손은 등 뒤에서 깍지를 끼고. 팔, 머리에서 힘을 빼고 상체를 앞으로 숙인다. 5초 동안 멈췄다가 원위치한다.

3 좌우 척추 스트레칭

뻣뻣한 등, 허리, 옆구리 근육을 개운하게 풀어주며, 구부정한 자세를 반듯하게 교정한다.

좌우 **30회**

1 허리를 곧게 세우고 반듯하게 앉는다. 양손은 깍지를 끼고 팔은 양쪽 귀에 붙여 머리 위로 올린다.

2 골반이 비틀리지 않은 상태에서 상체를 오른쪽으로 기울인다. 5초 동안 멈췄다가 원위치한다. 왼쪽도 똑같이 반복한다.

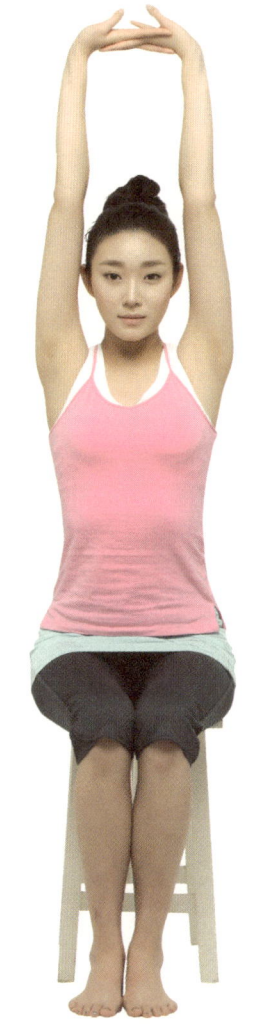

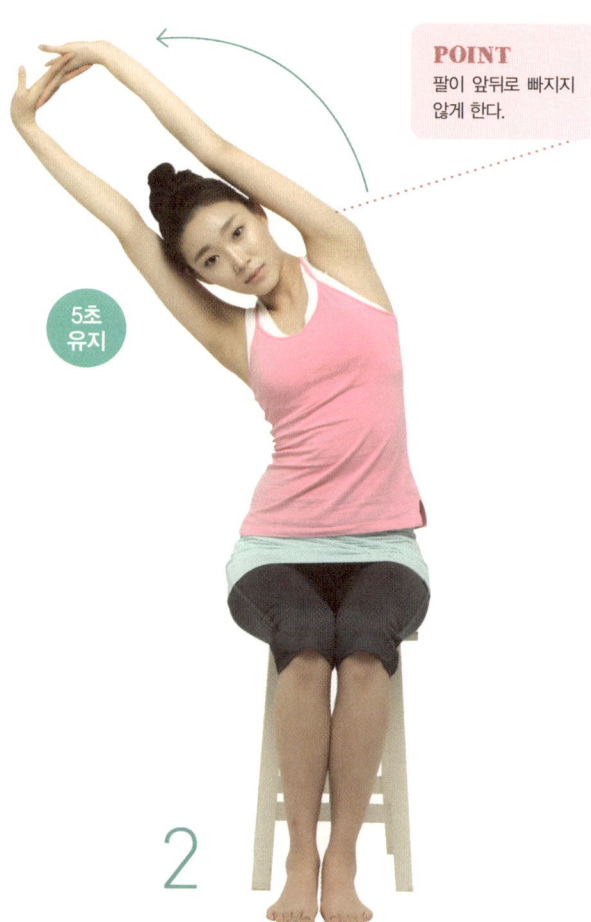

POINT 팔이 앞뒤로 빠지지 않게 한다.

5초 유지

4 앉아서 다리 꼬아 숙이기
좌우 30회

뻑뻑한 고관절과 골반을 풀어준다.

1 허리를 곧게 세우고 반듯하게 앉는다. 오른쪽 발을 왼쪽 다리 허벅지 위에 올린다. 양손은 오른쪽 발의 발목을 잡는다.

2 상체를 지그시 앞으로 숙인다. 5초 정도 유지한 후 원위치한다. 다리를 바꿔서 똑같이 반복한다.

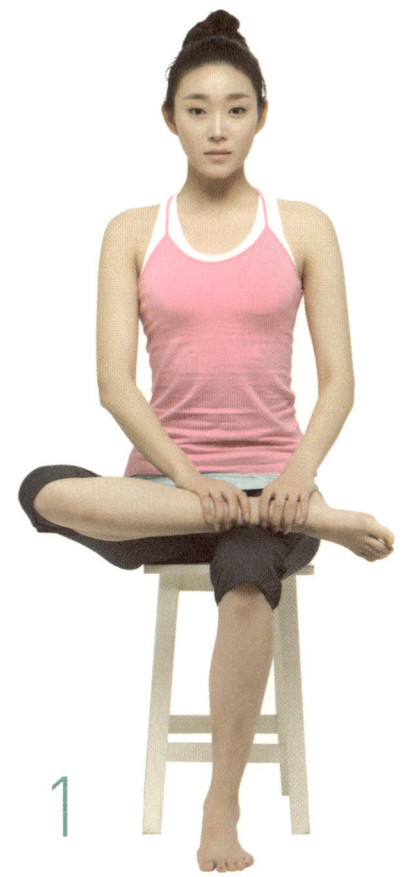

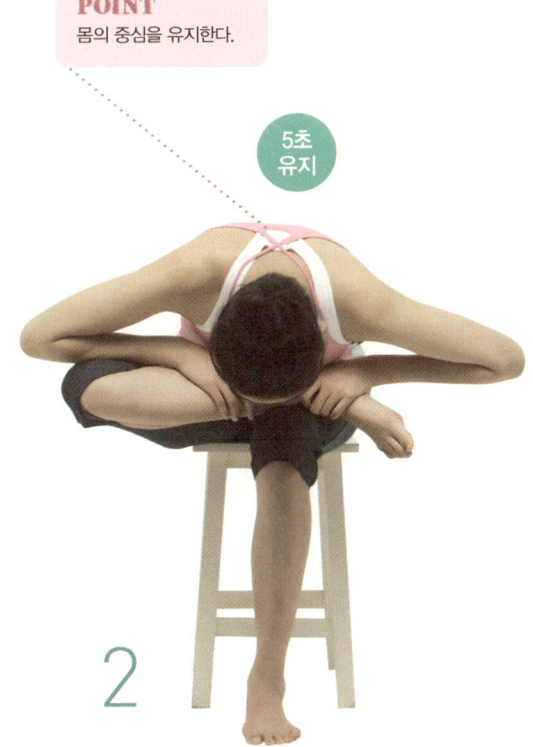

POINT
몸의 중심을 유지한다.

5초 유지

PART 4 생활 속 골반 교정 케어

5 팔꿈치 고정하고 뒤돌아보기

뻑뻑한 골반과 고관절이 스트레칭되고, 허리가 교정된다.

좌우 20회

1. 허리를 바로 펴고 앉아서 오른쪽 다리를 꼬아 왼쪽 다리 무릎에 붙인다.

2. 왼손 팔꿈치로 꼬아 올린 오른쪽 다리의 무릎을 밀어준다는 느낌으로 몸통을 비튼다. 시선은 180도 뒤를 바라본다. 5초간 정지한다. 반대쪽도 똑같이 반복한다.

5초 유지

POINT
뒤돌아볼 때 자세가 고정되도록 한쪽 손으로 의자를 잡는다.

148 ::: 골반 교정 다이어트

6 TA 스트레칭

O자형 다리를 탄력 있는 I자 다리 라인으로 만든다.

30회

1 허리를 곧게 펴고 의자에 앉는다. 발바닥이 ㅅ자 모양으로 맞닿게 붙인다.

2 팔을 앞으로 뻗어 발목을 잡고 가슴이 무릎에 닿도록 숙인다. 지그시 5초 정도 유지한 후 원위치한다.

POINT
숙일 때 허리가 동그랗게 말리지 않게 한다.

5초 유지

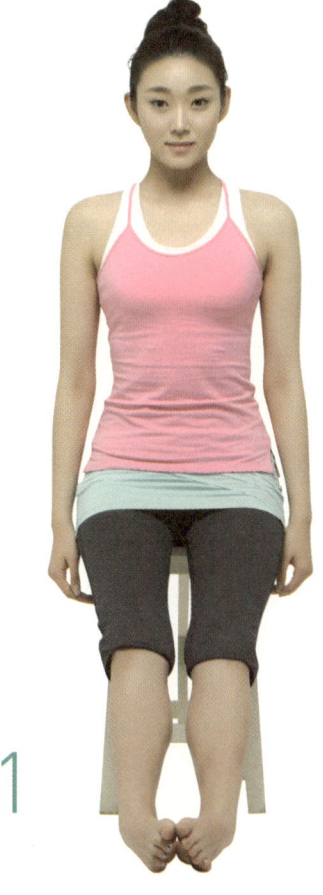

PART 4 생활 속 골반 교정 케어

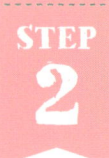

STEP 2 침대에서

잠들기 전 10분, 하루 종일 과한 업무로 지친 몸을 개운하게 풀어줘 숙면을 돕는다.

1 골반 비틀기

비틀어진 골반을 교정하고, 잘록한 허리를 만든다.

좌우 **20회**

1. 양팔을 옆으로 쭉 뻗고 오른쪽 다리를 90도로 접어 올린 자세로 눕는다. 손바닥은 바닥을 짚는다.

2. 오른쪽 다리를 왼쪽으로 넘긴다. 시선은 오른쪽으로 돌린다. 무릎을 왼쪽 손으로 눌러 최대한 몸통을 비튼 상태로 5초간 유지한다. 반대쪽도 똑같이 반복한다.

5초 유지

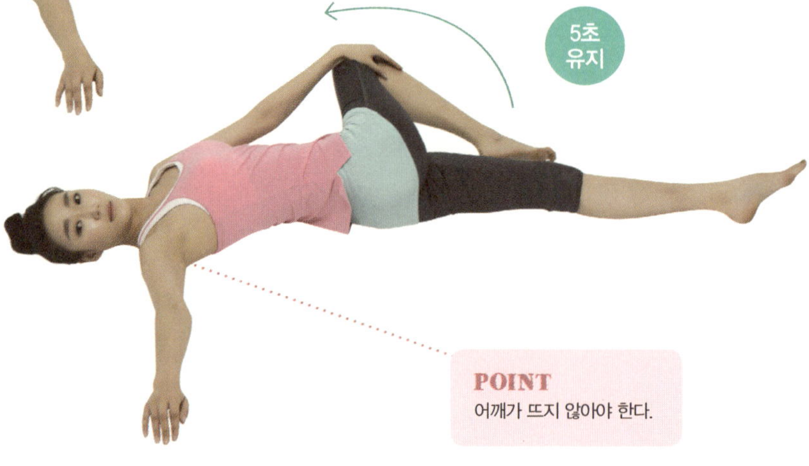

POINT
어깨가 뜨지 않아야 한다.

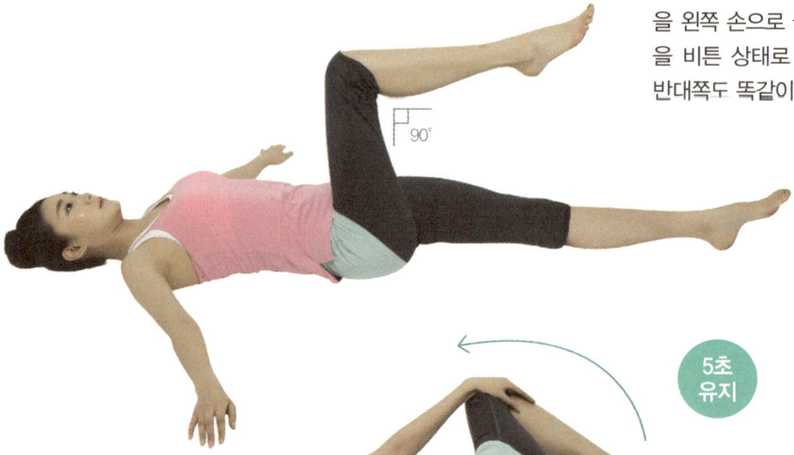

골반 교정 다이어트

2 학다리 잡아당기기

다리 부기가 가라앉고, 종아리, 허벅지 라인이 예뻐진다.

좌우 **20**회

1 머리 뒤쪽에 공이나 베개를 대고 무릎을 세우고 눕는다. 오른쪽 다리를 들어 올린다. 상체를 숙여 올린 다리를 잡아당기면서 양손으로 발목을 잡는다.

2 종아리와 허벅지를 쭉 펴고 최대한 가슴 쪽으로 다리를 잡아당긴다. 5초 동안 멈췄다가 처음 위치로 돌아간다. 반대쪽도 똑같이 반복한다.

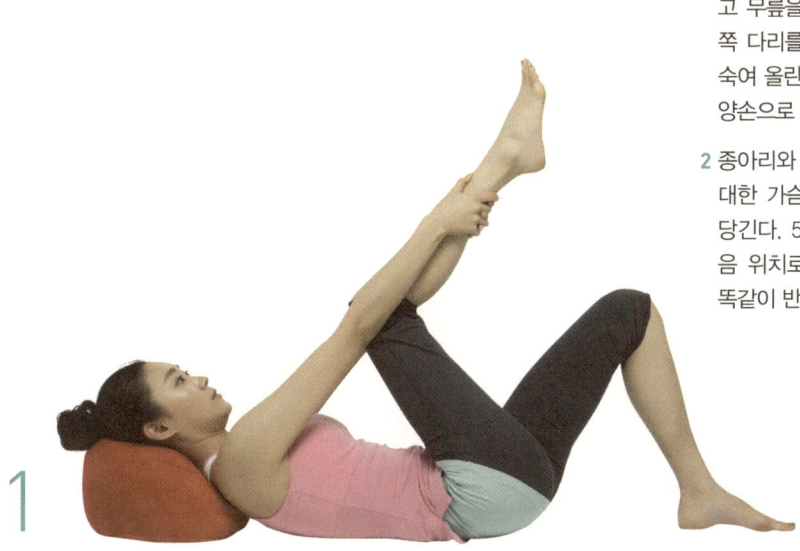

POINT
유연성이 부족한 경우에는 무리하게 하지 않는다.

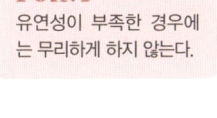

5초 유지

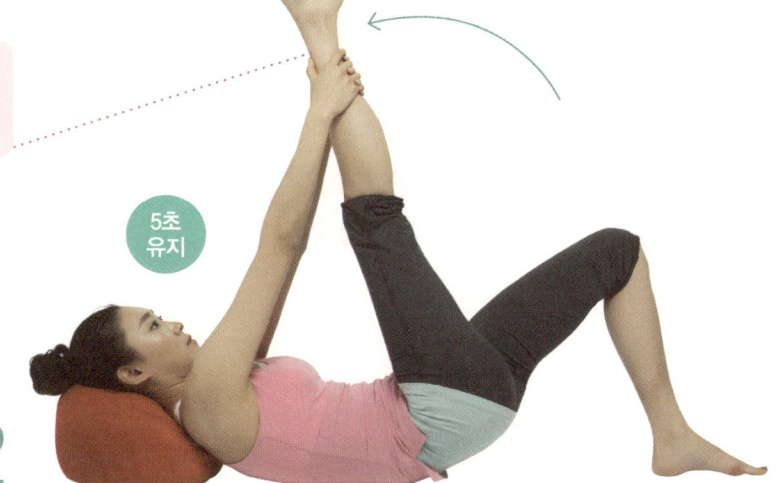

PART 4 생활 속 골반 교정 케어

3 등 굴리기

긴장된 척추기립근과 대둔근을 풀어주고, 복부를 슬림하게 만든다.

30회

1 척추 라인을 반듯하게 하고 다리를 곧게 펴고 눕는다. 양쪽 다리를 모아서 곧게 들어 올린다.

2 최대한 등을 들어 올려 발을 머리 위쪽으로 넘긴다. 3초 동안 ㄱ자로 멈췄다가 처음의 위치로 돌아간다.

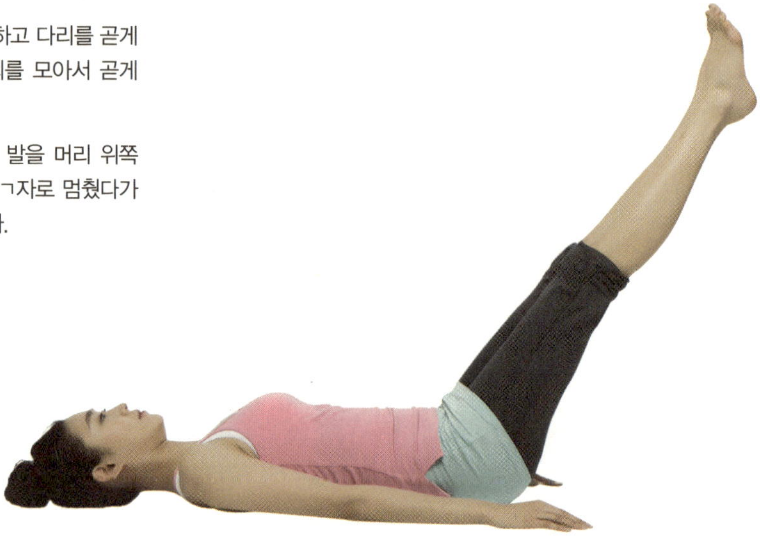

3초 유지

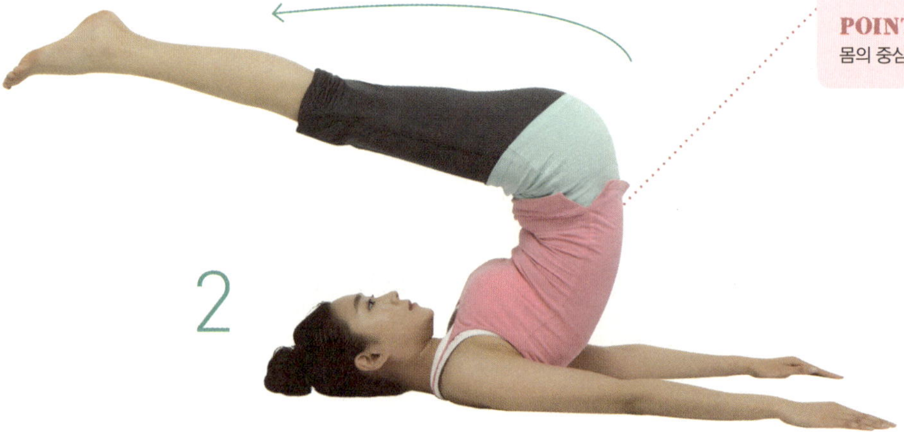

POINT
몸의 중심을 잡는다.

골반 교정 다이어트

4 W자 다리 눕기 20회

O형 휜 다리의 벌어진 무릎 사이를 교정한다.

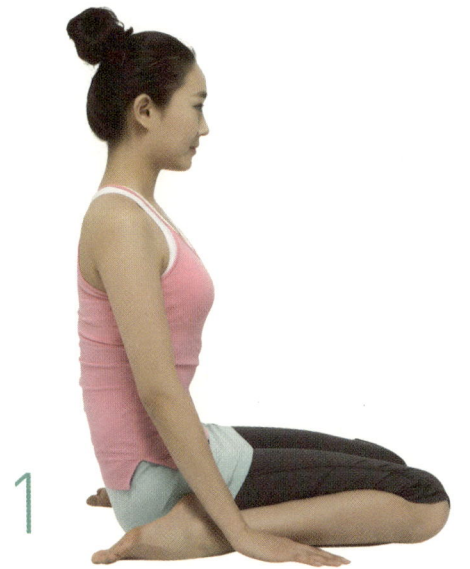

1 양쪽 다리를 W자 모양으로 접고 앉는다.

2 어깨가 바닥에 닿게 누운 상태에서 허리만 들어 올려 휘게 한다. 5초 정도 유지한다.

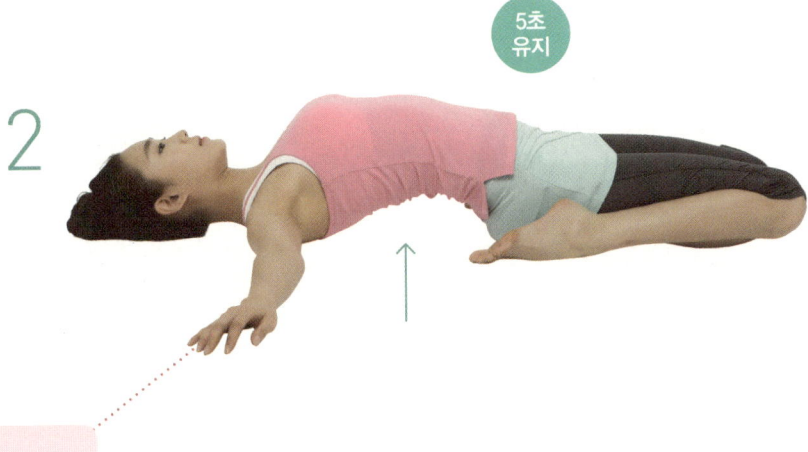

5초 유지

POINT
양손으로 바닥을 짚어 몸이 흔들리지 않게 한다.

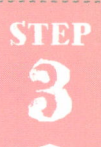

STEP 3 소파에 앉아서

TV 보는 시간에도 틀어진 골반, 퉁퉁한 하체비만 교정 운동을 해보자.

1 다리 꼬아 상체 숙이기

뻣뻣하게 굳어 있는 골반, 허벅지, 고관절을 개운하게 풀어준다.

좌우 **20**회

1 왼쪽 무릎과 오른쪽 무릎이 닿도록 다리를 꼬고 앉는다. 허리는 곧게 펴고 양손은 발목을 잡는다.

2 가슴이 무릎에 닿도록 상체를 앞으로 숙인다. 5초 동안 유지한다. 다리 위치를 바꿔 반대쪽도 똑같이 반복한다.

POINT 몸이 한쪽으로 틀어지지 않게 한다.

5초 유지

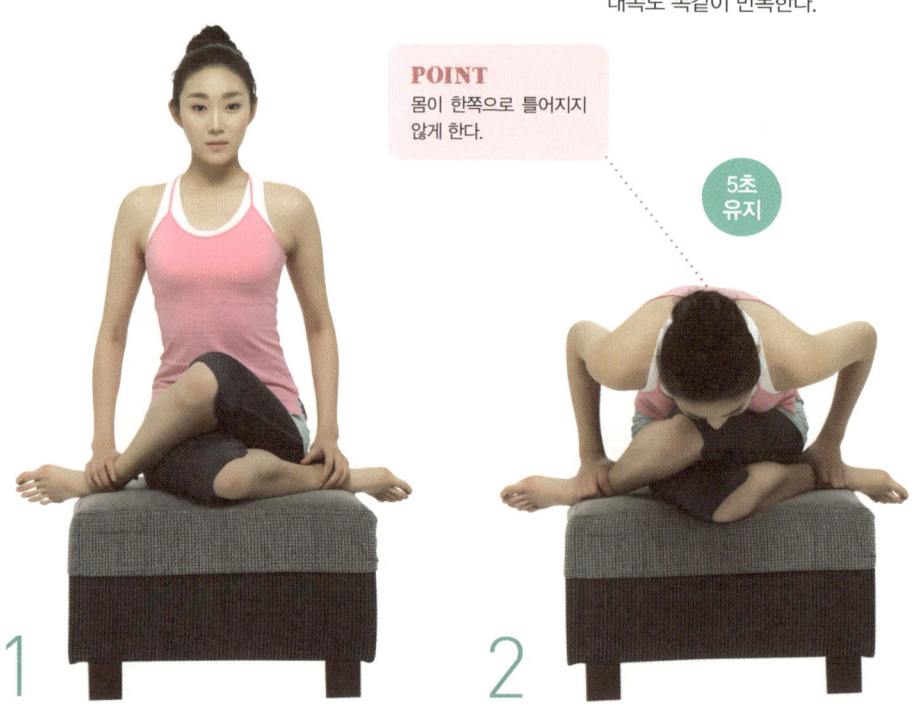

1 2

골반 교정 다이어트

2 발목 잡고 상체 숙이기

뻑뻑한 골반을 시원하게 풀어주고, 느슨해진 골반을 꽉 조여준다.

30회

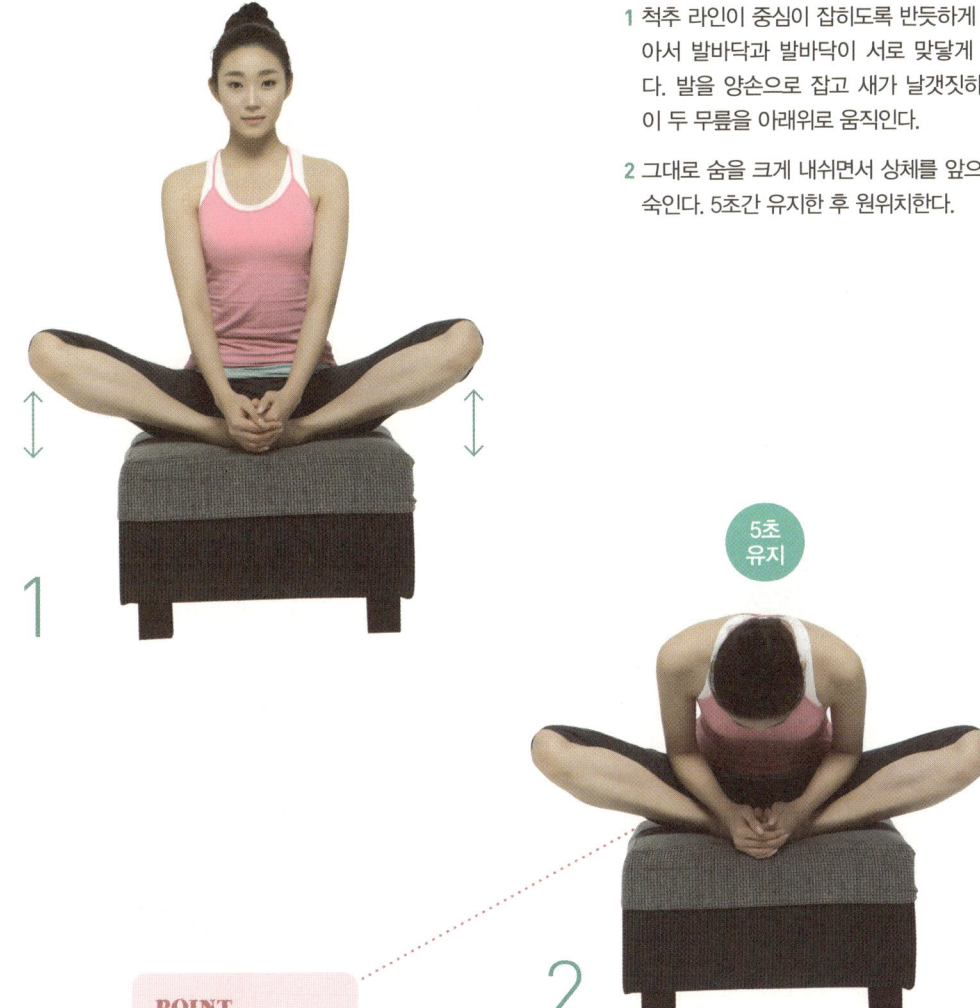

1. 척추 라인이 중심이 잡히도록 반듯하게 앉아서 발바닥과 발바닥이 서로 맞닿게 한다. 발을 양손으로 잡고 새가 날갯짓하듯이 두 무릎을 아래위로 움직인다.

2. 그대로 숨을 크게 내쉬면서 상체를 앞으로 숙인다. 5초간 유지한 후 원위치한다.

5초 유지

POINT
엉덩이가 조여지는 느낌이 들어야 한다.

PART 4 생활 속 골반 교정 케어

3 팔꿈치 고정하고 뒤돌아보기

비틀어진 허리 라인을 대칭으로 만든다.

좌우 **20회**

1 허리를 바로 펴고 오른쪽 다리를 꼬아 왼쪽 무릎에 붙여 무릎을 세운다.

2 왼쪽 팔꿈치로 무릎을 밀어준다는 느낌으로 몸을 비튼다. 시선은 180도 뒤를 바라본다. 최대한 몸을 비튼 상태로 5초간 유지한다. 다리를 바꿔서 똑같이 반복한다.

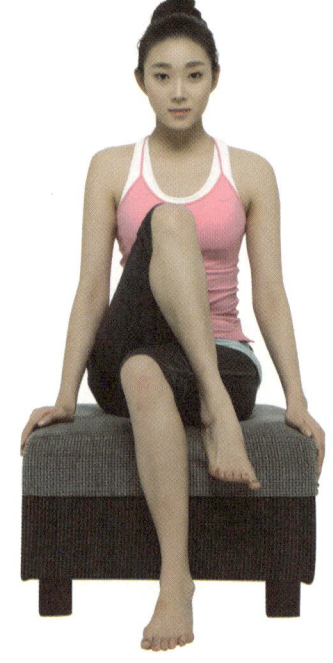

1

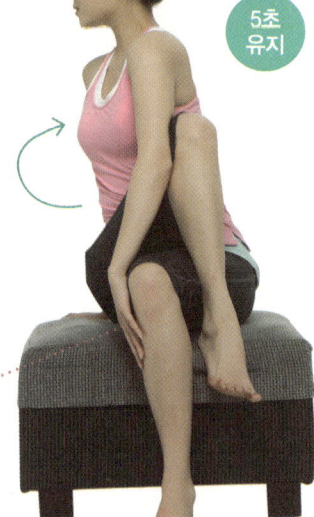

5초 유지

2

POINT
자세가 고정되도록 한쪽 손으로 의자를 잡는다.

4 발목 돌리기

휜 다리 발목 관절의 경직을 풀어준다.

좌우 **30**회

1 척추 라인을 반듯하게 하고 앉는다. 오른쪽 다리를 왼쪽 다리의 무릎 위에 올린다. 양손으로 발목과 발끝을 지그시 감싸 잡는다.

2 힘껏 원을 그린다는 생각으로 10회 돌려준다. 반대쪽 방향도 똑같이 반복한다. 다리를 바꿔서 똑같이 반복한다.

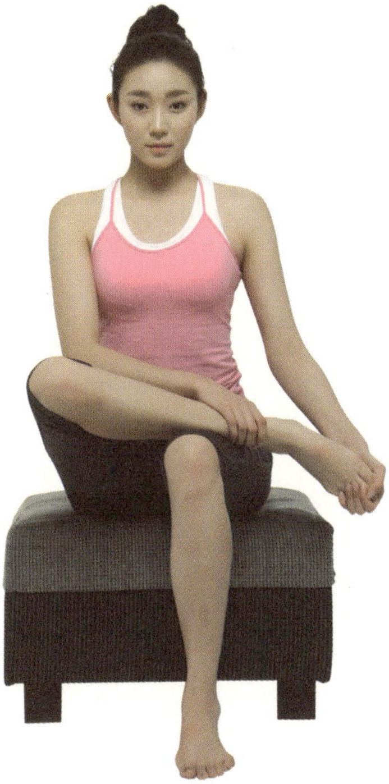

10회

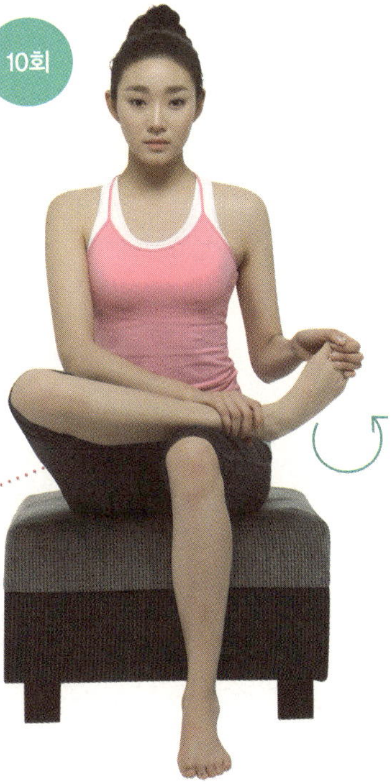

POINT
몸이 기울어지지 않게 균형을 잡고 앉는다.

PART 4 생활 속 골반 교정 케어

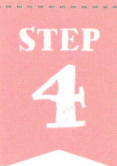

STEP 4 거실에서

매력적인 골반 라인을 만들기 위해 거실에서 골반 운동을 해보자.

1 한쪽 다리 접고 상체 숙이기

양쪽 다리 전체의 근육을 판판하게 펴줘 다리 라인을 반듯하게 만들어준다.

좌우 **20회**

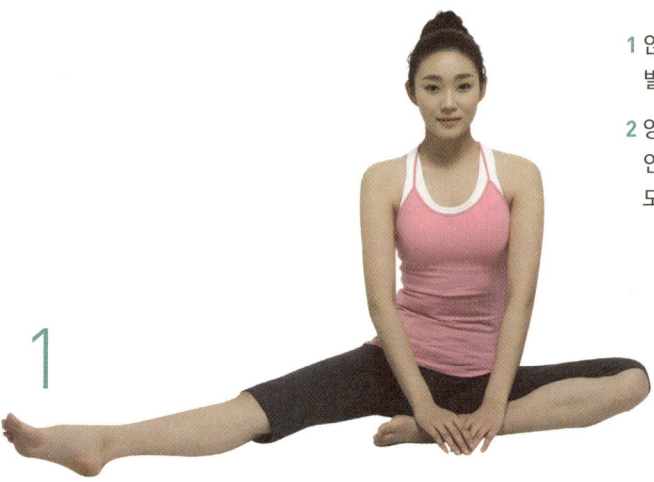

1 앉아서 오른쪽 다리는 쭉 펴서 최대한 벌리고, 왼쪽 다리는 안으로 접는다.

2 양손을 앞으로 쭉 뻗으면서 상체를 숙인다. 손바닥은 바닥을 짚는다. 5초 정도 유지한 후 원위치한다.

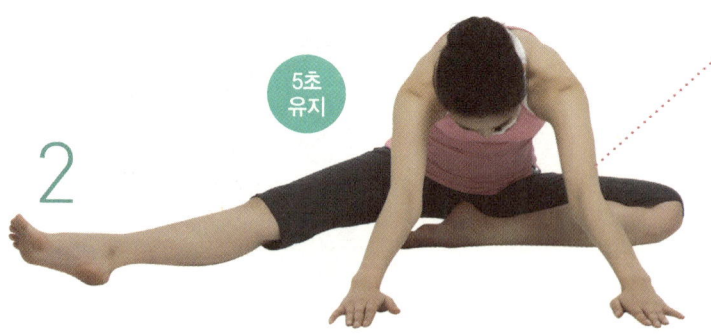

POINT
유연성이 부족하면 무리해서 허리를 숙이지 않는다.

5초 유지

2 개구리 자세
엉덩이를 힙업시켜 애플 힙으로 만든다.

20회

1 엎드리고 누워서 다리를 ㅅ자로 벌린다. 발바닥이 맞닿게 해서 다리를 마름모꼴로 만든다.

2 손바닥으로 바닥을 밀며 상체를 들어 올린다. 5초 정도 유지한 후 원위치한다.

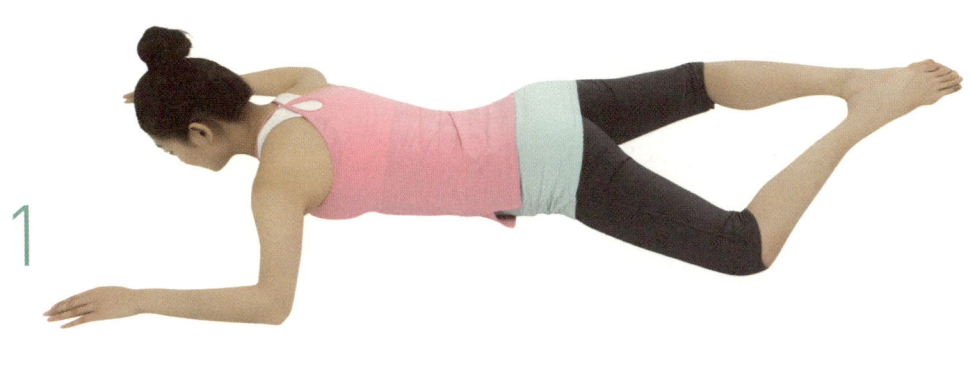

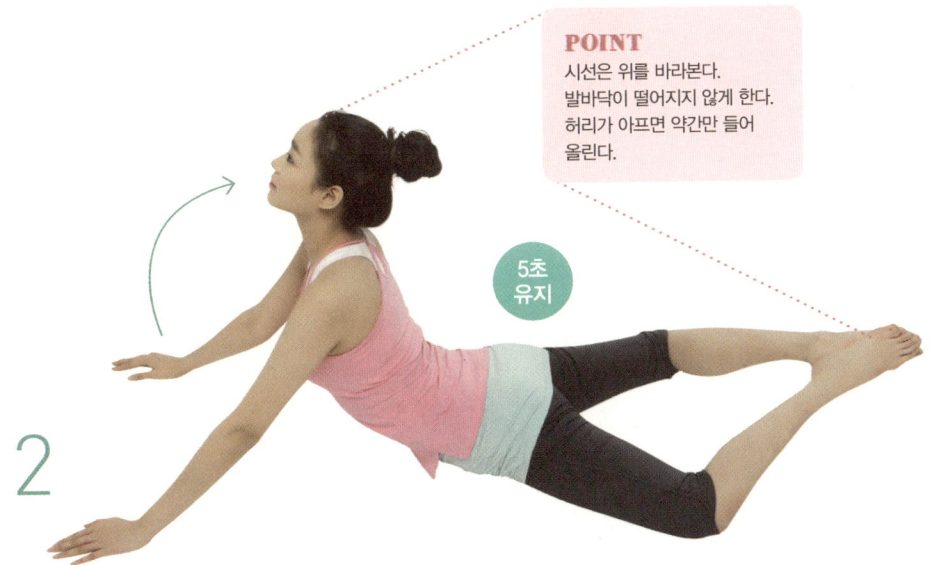

POINT
시선은 위를 바라본다.
발바닥이 떨어지지 않게 한다.
허리가 아프면 약간만 들어 올린다.

5초 유지

PART 4 생활 속 골반 교정 케어

3 옆으로 다리 구부려 학다리 만들기

틀어진 휜 다리와 종아리 근육을 곧게 펴준다.

좌우 **30회**

1 양쪽 발끝을 바깥쪽으로 벌리고 바르게 서서 허리에 손을 얹는다.

2 허리는 곧게 펴고 한쪽 다리를 90도로 구부린다. 구부린 다리 쪽으로 체중을 이동시킨다. 종아리와 허벅지, 무릎이 당겨지는 느낌이 들 때까지 3~5초 동안 구부린다. 다리를 바꿔서 똑같이 반복한다.

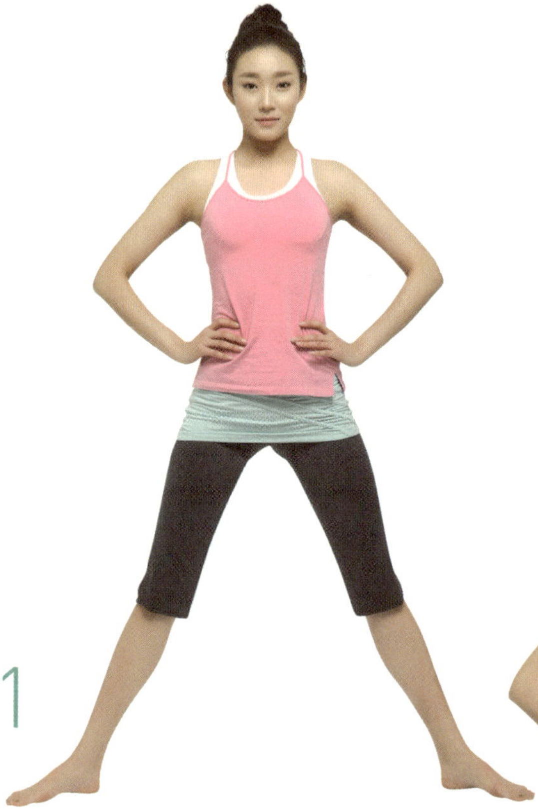

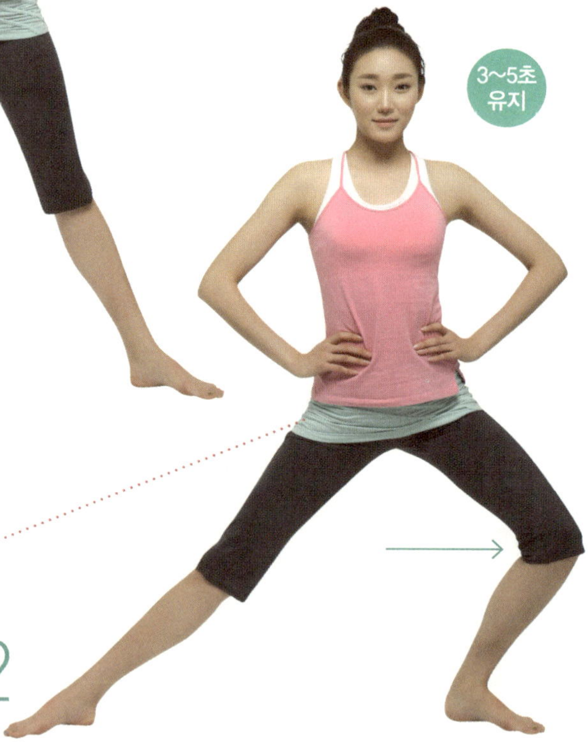

3~5초 유지

POINT
엉덩이가 뒤로 빠지지 않게 한다.

STEP 5 설거지할 때

설거지할 때 틈틈이 골반 조이기 운동으로 골반을 탄력 있게 만들고, 다리의 부기도 빼자.

1 투명 오토바이

엉덩이 근육을 강화시켜 탄력 있는 애플 힙을 만든다.

좌우 **20회**

1 설거지를 하면서 오른쪽 다리를 뒤로 90도 구부려 들어 올린다.

2 허리는 곧게 편 상태를 유지하고 왼쪽 다리도 앞으로 구부린다. 3초 정도 유지한 후 천천히 무릎을 펴고 일어난다.

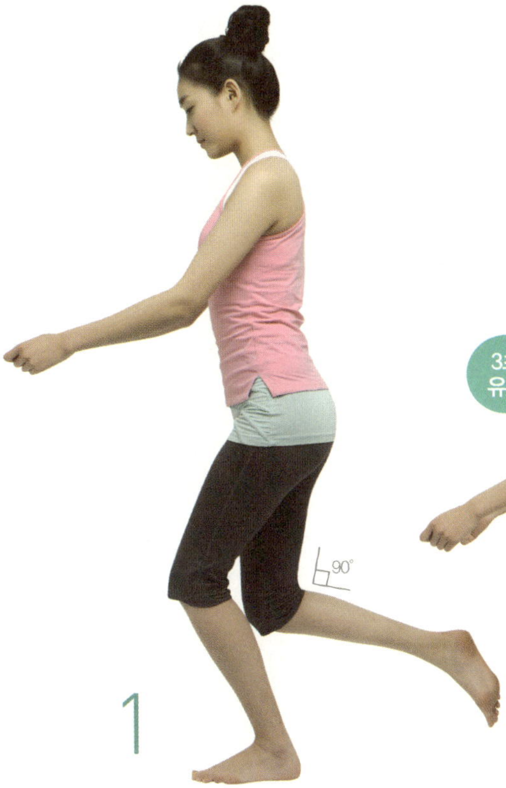

3초 유지

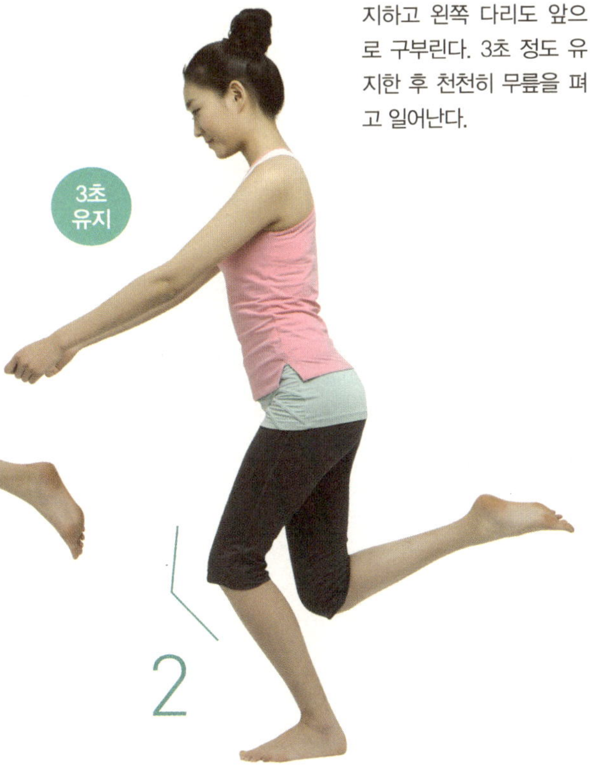

2 한쪽 다리씩 바깥쪽으로 돌리기

비틀어진 골반을 교정하고, 애플 힙으로 만든다.

20회

POINT
고관절이 움직이지 않게 한다.

3~5초 유지

1 척추를 바르게 하고 선다. 왼쪽 다리로 균형을 잡은 채 오른쪽 다리를 들어 90도로 구부린다. 구부린 발을 왼쪽 다리 무릎 뒤에 붙이고 고정시킨다.

2 발이 떨어지지 않게 하면서 구부린 무릎을 바깥쪽으로 돌려주며 최대한 무릎과 무릎의 간격을 넓혀준다. 3~5초간 유지한 후 원위치한다. 다리를 바꿔서 똑같이 반복한다.

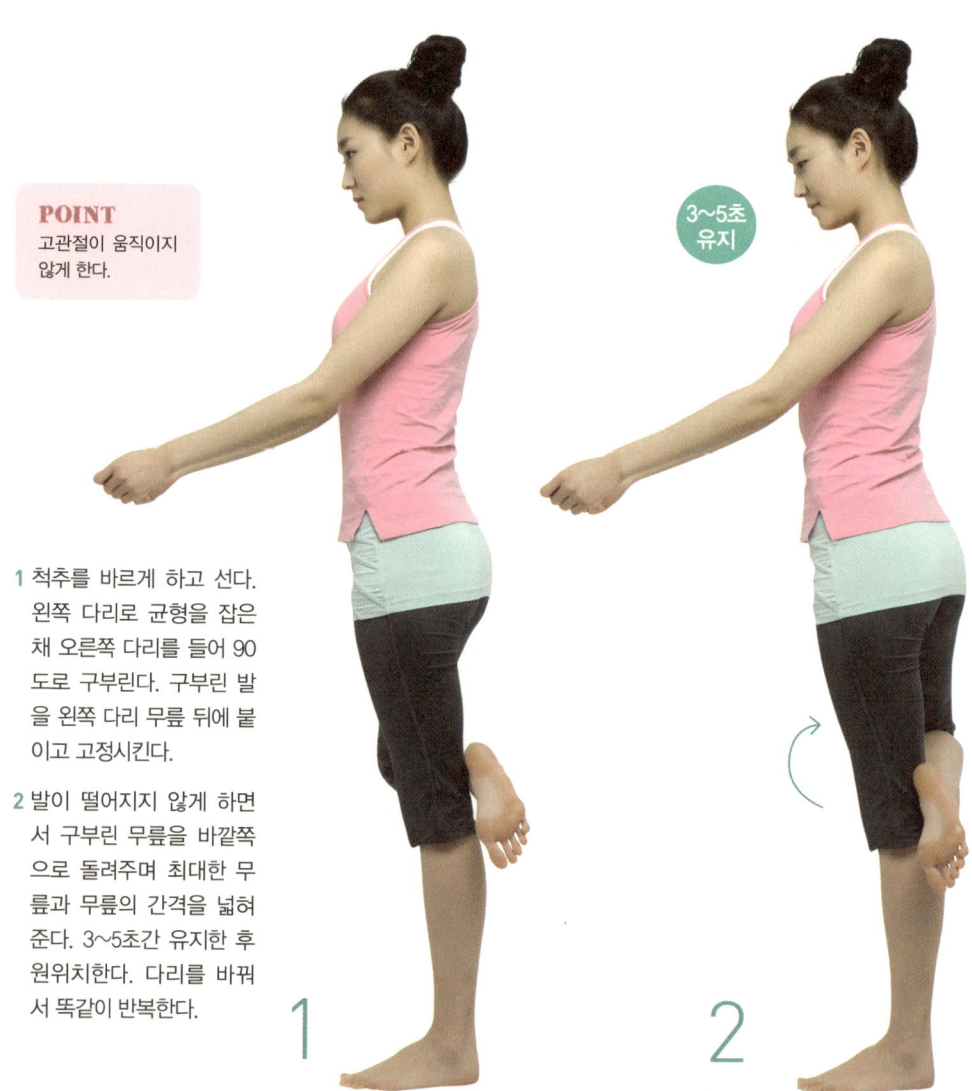

3 무릎 구부려 스모 자세

탄력적인 다리 라인을 만들고 힙업된다.

30회

1 양쪽 발끝을 바깥쪽으로 벌리고 서서 허리에 손을 얹는다.

2 허리는 곧게 편 상태에서 무릎이 직각이 되도록 앉는다. 10초간 유지하다 천천히 무릎을 펴고 일어난다.

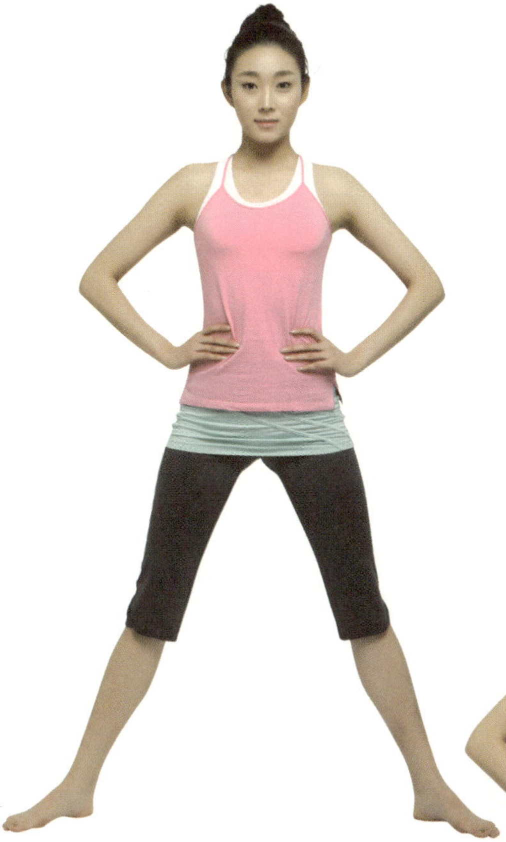

10초 유지

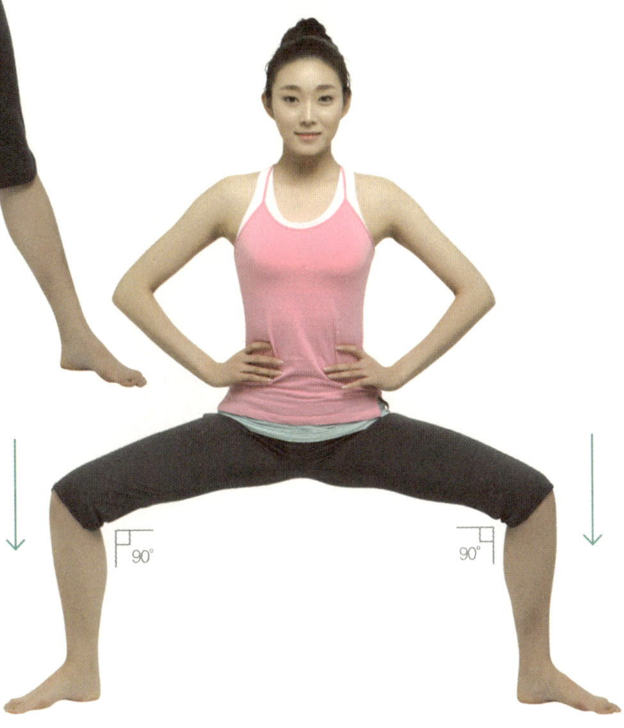

POINT
시선은 정면을 응시한다.
엉덩이가 뒤로 빠지지 않게 한다.
발끝은 계속 바깥쪽으로 향하게 한다.

PART 4 생활 속 골반 교정 케어

4 큐보드 올라서기

뻑뻑하고 울퉁불퉁 꼬인 허벅지와 종아리 근육을 판판하게 펴준다.

10분

1 발밑에 책을 몇 권 쌓아놓고 발뒤꿈치는 바닥에, 발가락은 책 위에 올라가게 한다. 척추 라인을 반듯하게 하고 골반 넓이로 반듯하게 선다.

10분 유지

POINT
균형을 잘 잡는다.

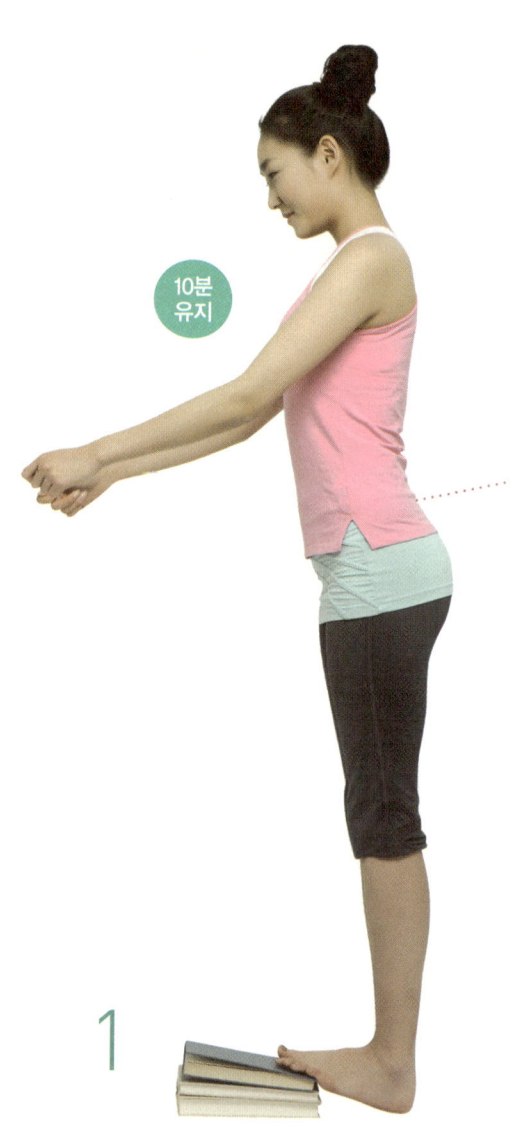

1

골반 교정 다이어트

STEP 6 욕조에서

따뜻한 물로 몸을 풀면서 교정 운동을 하면 피로가 잘 풀린다.

1 흉근 스트레칭   30회

가슴과 등을 곧게 펴고, 구부정한 자세를 바르게 교정한다.

1 뒷 목덜미 부분에서 양손 깍지를 낀다. 숨을 크게 들이 마시면서 흉곽을 개방시킨다.

2 가슴을 내밀면서 팔꿈치를 최대한 벌려준다. 10초간 가슴이 최대한 펴질 때까지 펴주면서, 최대 범위에서 정지한다. 3초 동안 멈췄다가 원위치한다.

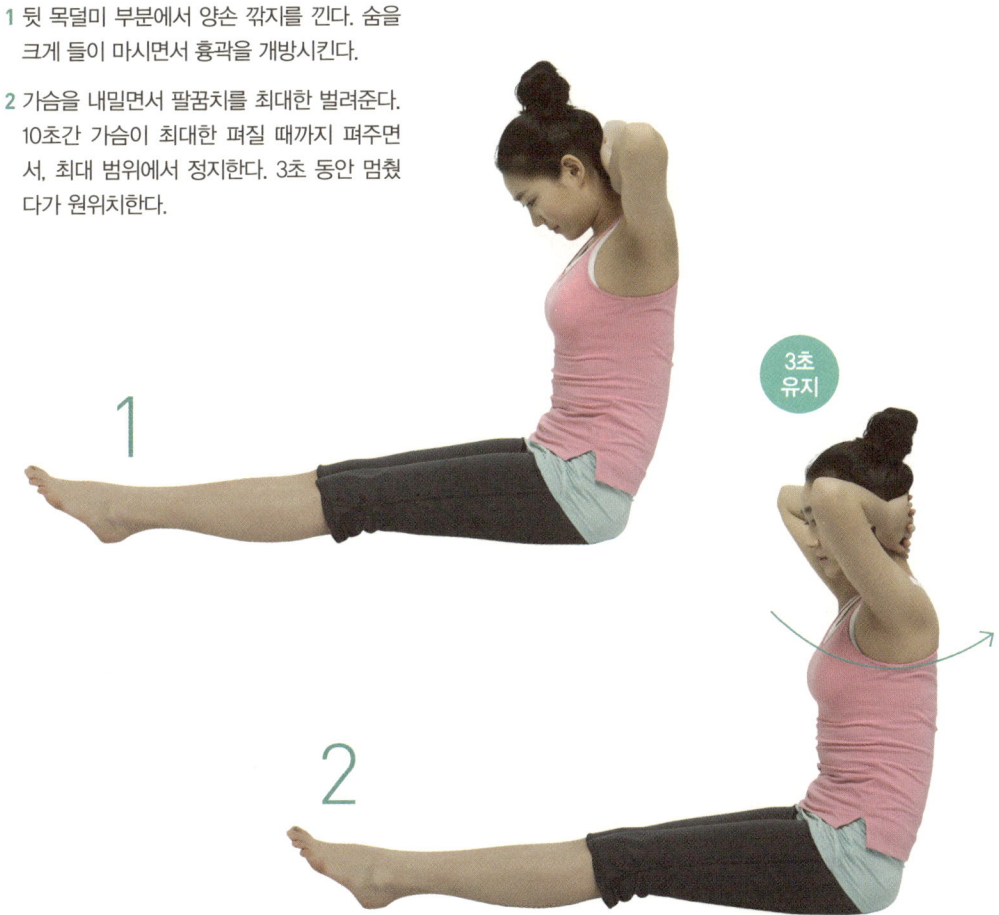

3초 유지

PART 4 생활 속 골반 교정 케어

2 목 스트레칭

거북목 자세를 교정하고, 특히 목이 길어져 키가 커진다.

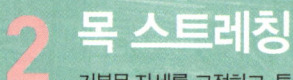

좌우 **30회**

1 척추 라인을 반듯하게 하고 앉는다. 오른손을 들어 정수리를 지나 왼쪽 귀를 손바닥으로 감싼다.

2 손가락이 아닌 손목과 팔꿈치 힘으로 오른쪽으로 지그시 눌러준다. 이때 왼쪽 어깨는 누르는 힘의 반대 방향으로 내린다. 5초 동안 멈췄다가 원위치한다. 반대쪽도 똑같이 반복한다.

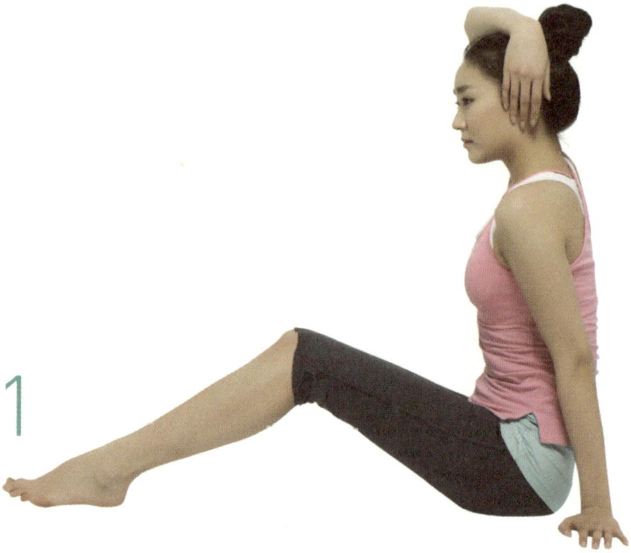

5초 유지

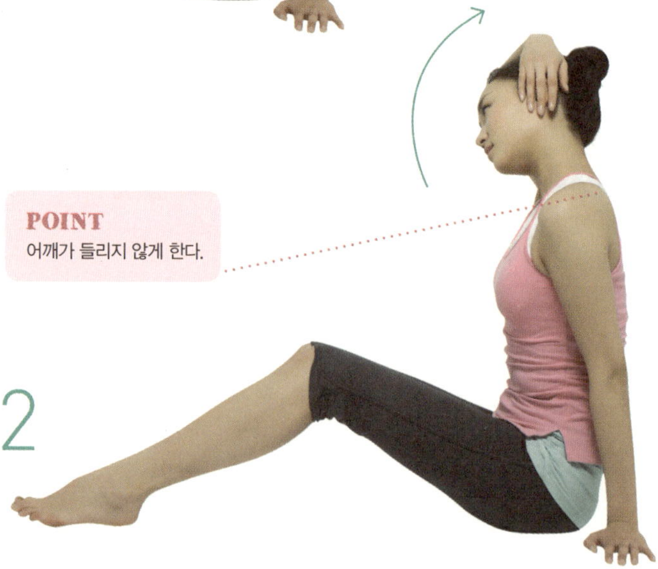

POINT
어깨가 들리지 않게 한다.

STEP 7 산책할 때

산책하면서 매끈하고 탄탄한 하체를 만든다. 허벅지, 골반, 종아리를 판판하게 펴줘 오래 걸어도 피로감이 덜 하다.

1 다리 벌려 무릎 90도 굽히기

복부와 허벅지, 종아리의 군살을 빼고 탄력 있게 만든다.

좌우 20회

1 오른쪽 발은 앞으로, 왼쪽 발은 뒤로 길게 뻗는다. 상체는 90도로 반듯하게 세운다.

2 오른쪽 다리는 90도로 굽히고, 왼쪽 다리는 무릎을 편다. 엉덩이를 은근히 앞으로 밀어준다. 5초 동안 유지한다. 다리를 바꿔 똑같이 반복한다.

POINT 양쪽 무릎이 좌우로 벌어지지 않게 한다. 무릎이 아프면 1초 이내에서 반복한다.

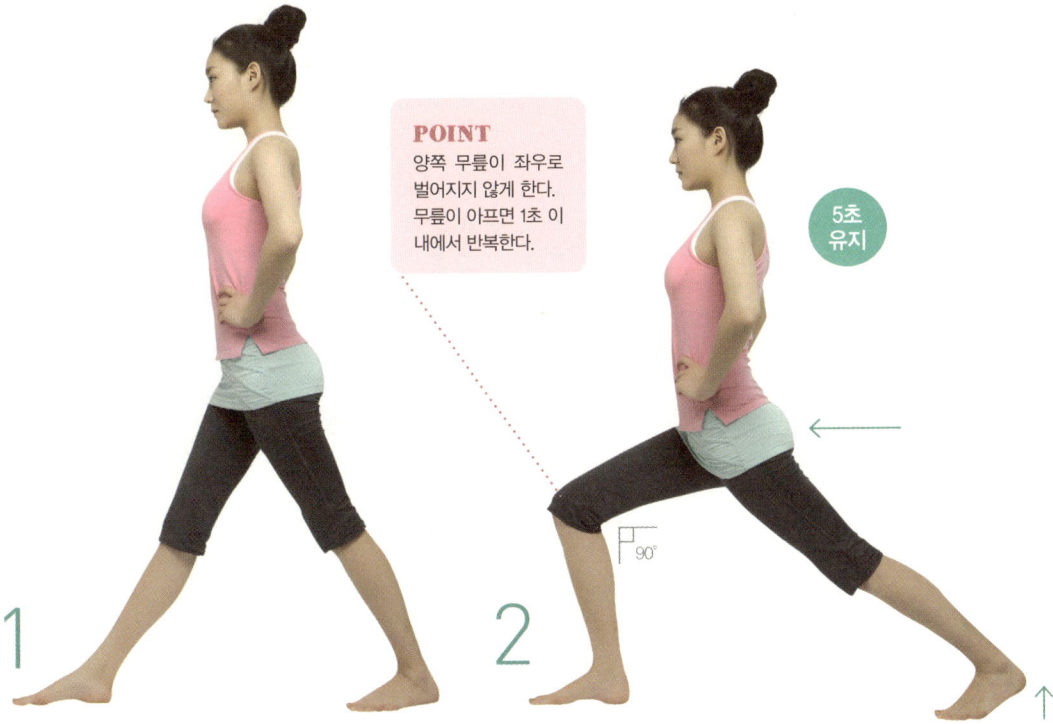

5초 유지

PART 4 생활 속 골반 교정 케어

2 옆으로 다리 구부려 학다리 만들기

틀어진 휜 다리와 종아리 근육을 곧게 펴준다.

좌우 30회

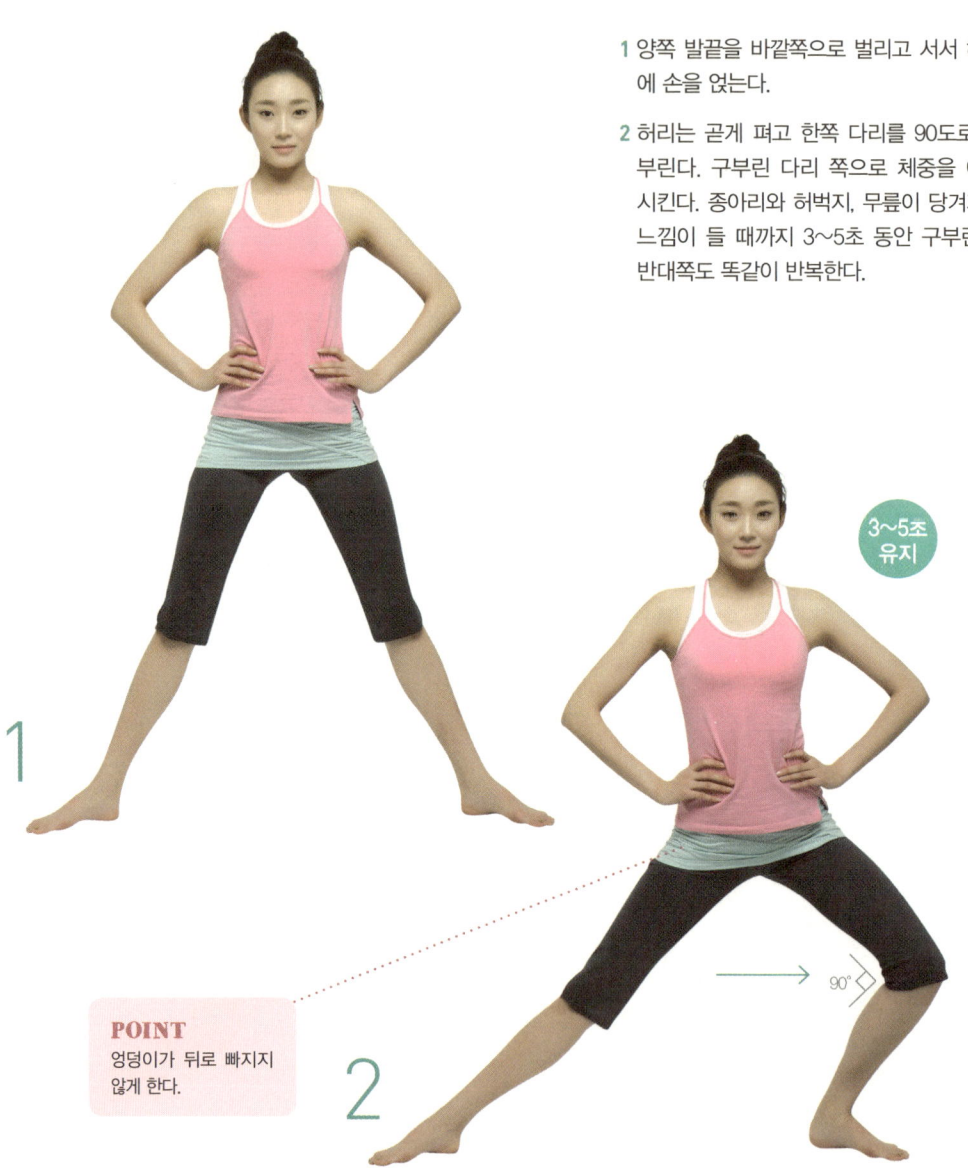

1 양쪽 발끝을 바깥쪽으로 벌리고 서서 허리에 손을 얹는다.

2 허리는 곧게 펴고 한쪽 다리를 90도로 구부린다. 구부린 다리 쪽으로 체중을 이동시킨다. 종아리와 허벅지, 무릎이 당겨지는 느낌이 들 때까지 3~5초 동안 구부린다. 반대쪽도 똑같이 반복한다.

3~5초 유지

POINT 엉덩이가 뒤로 빠지지 않게 한다.

3 종아리 스트레칭

종아리 부기가 가라앉고, 군살이 빠진다.

좌우 **20**회

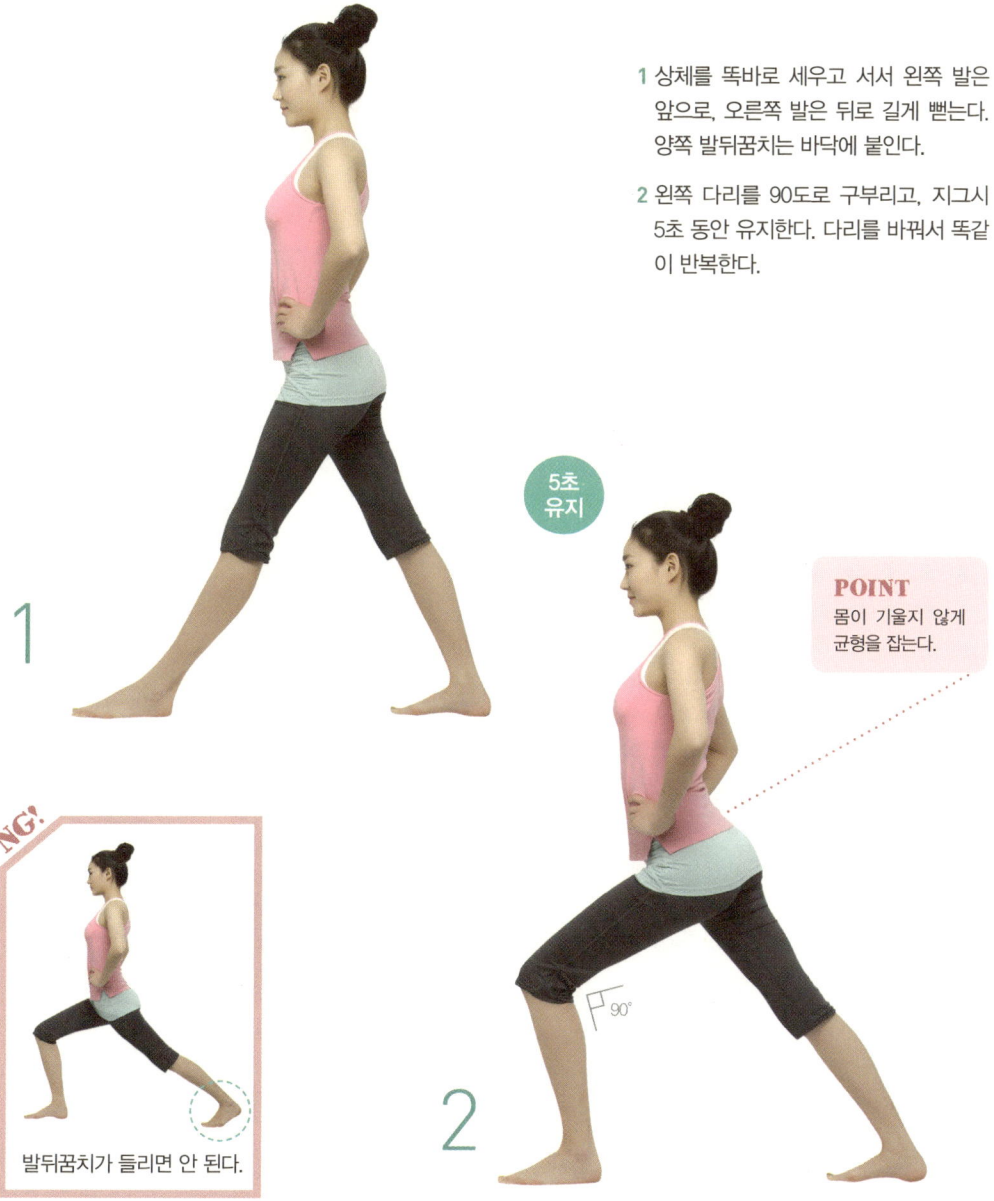

1 상체를 똑바로 세우고 서서 왼쪽 발은 앞으로, 오른쪽 발은 뒤로 길게 뻗는다. 양쪽 발뒤꿈치는 바닥에 붙인다.

2 왼쪽 다리를 90도로 구부리고, 지그시 5초 동안 유지한다. 다리를 바꿔서 똑같이 반복한다.

5초 유지

POINT 몸이 기울지 않게 균형을 잡는다.

NG! 발뒤꿈치가 들리면 안 된다.

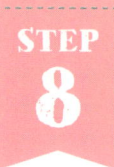

STEP 8 계단을 오를 때

계단을 오를 때 교정 운동을 하면 뻣뻣하게 굳은 허리와 골반이 개운해지며, 무릎 관절이 부드러워진다.

1 벽에 기대어 골반 빼기

옆구리 군살이 빠지고 허리가 잘록해진다.

좌우 **20회**

1 벽에서 30cm 정도 떨어져서 팔을 접어 벽에 대고 선다.

2 골반을 옆으로 기울이며 벽에 체중을 실어 허리가 휘게 한다. 5초 동안 유지한 후 원위치한다. 반대쪽도 똑같이 반복한다.

POINT
무릎을 구부리면 골반과 옆구리 군살이 빠진다.
골반이 앞이나 뒤로 빠지지 않게 균형을 유지한다.

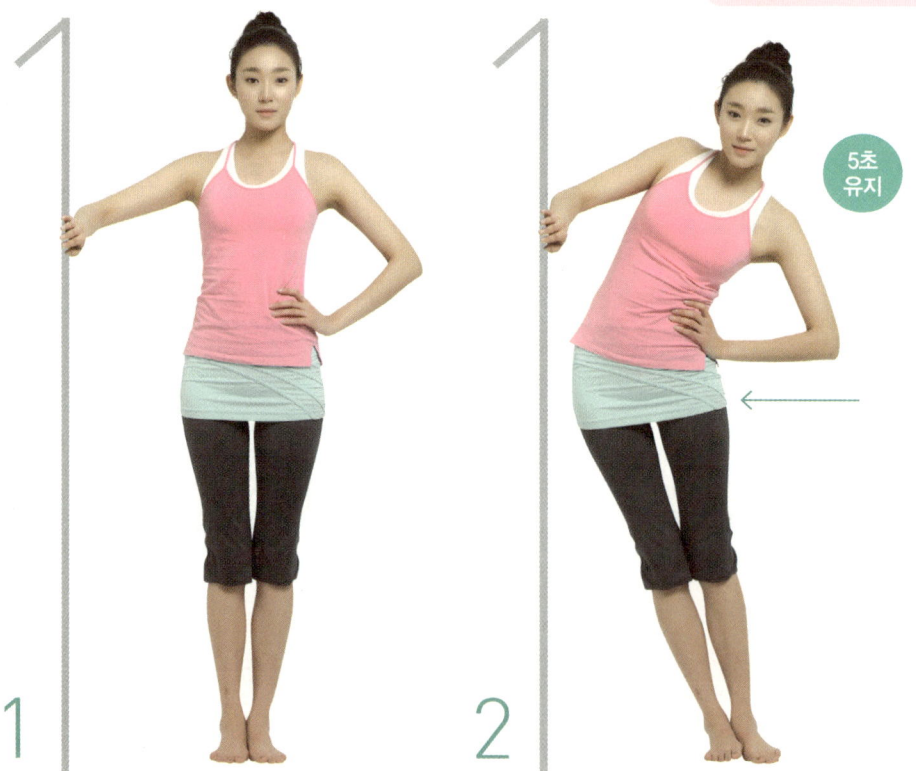

5초 유지

골반 교정 다이어트

2 종아리 파워 스트레칭

뻑뻑한 무릎 관절을 풀어주고, 휜 다리의 종아리 근육을 곧게 편다.

좌우 **20**회

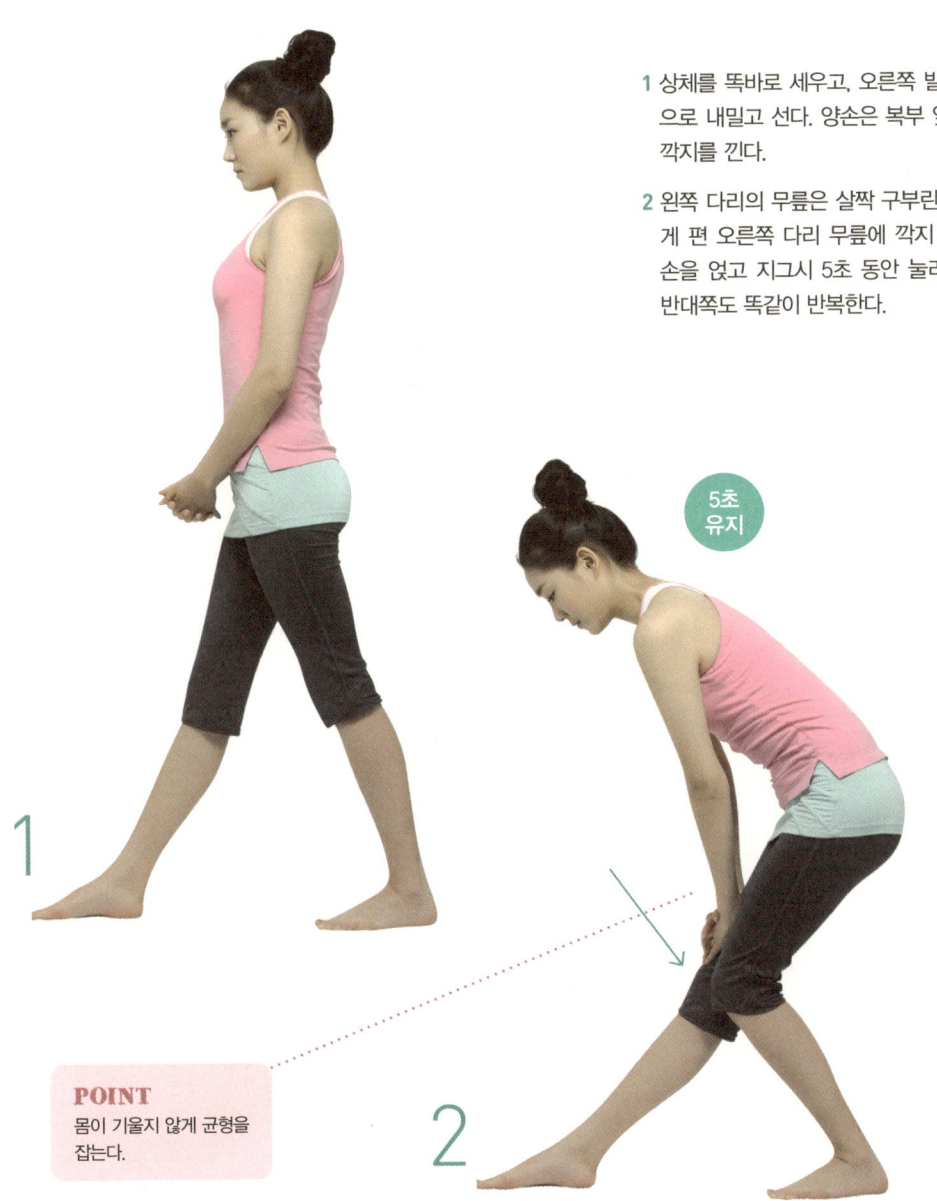

1 상체를 똑바로 세우고, 오른쪽 발을 앞으로 내밀고 선다. 양손은 복부 앞에서 깍지를 낀다.

2 왼쪽 다리의 무릎은 살짝 구부린다. 곧게 편 오른쪽 다리 무릎에 깍지 낀 양손을 얹고 지그시 5초 동안 눌러준다. 반대쪽도 똑같이 반복한다.

5초 유지

POINT 몸이 기울지 않게 균형을 잡는다.

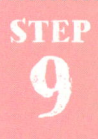

STEP 9 운전할 때

웅크리고 운전하는 동작은 허리를 굳게 하고 골반을 틀어지게 만든다. 신호등에서 대기하면서 틈틈이 따라해보자. 몸이 한결 개운해진다.

1 목 스트레칭 30회
거북목 자세를 교정하며, 특히 목이 길어져 키가 커진다.

1 척추 라인을 반듯하게 하고 앉는다. 오른손을 들어 정수리를 지나 왼쪽 귀를 손가락으로 감싼다.

2 손가락이 아닌 손목과 팔꿈치 힘으로 오른쪽으로 지그시 눌러준다. 이 때 왼쪽 어깨는 누르는 힘의 반대 방향으로 내린다. 5초 동안 멈췄다가 원위치한다. 반대쪽도 똑같이 반복한다.

5초 유지

172 골반 교정 다이어트

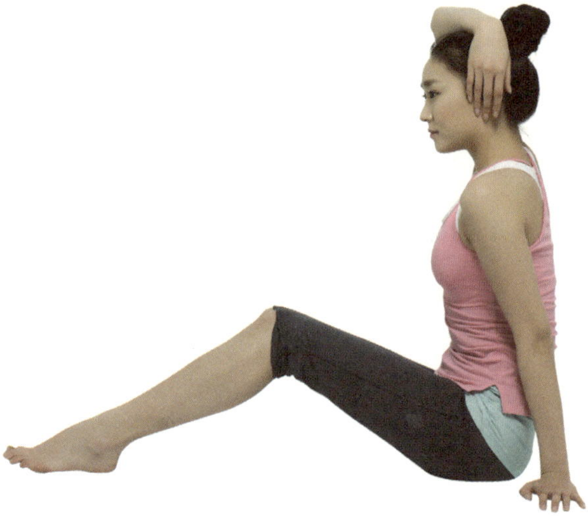

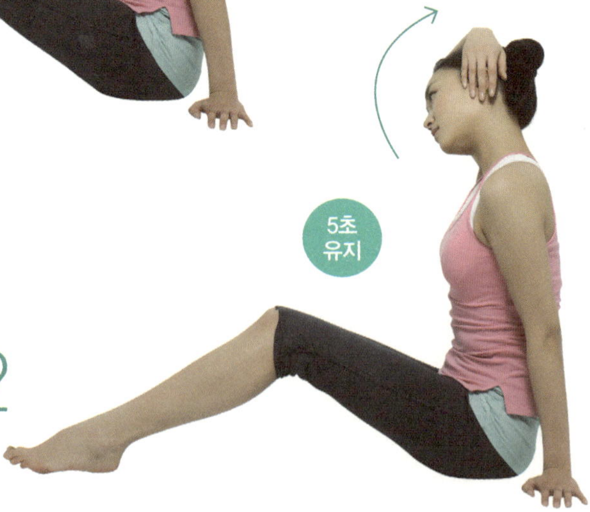

2 흉근 스트레칭

가슴과 등을 곧게 펴고, 구부정한 자세를 바르게 교정한다.

30회

1 뒷 목덜미 부분에서 양손 깍지를 낀다. 숨을 크게 들이 마시고 흉곽을 개방시킨다.

2 가슴을 내밀면서 팔꿈치를 최대한 벌려준다. 10초간 가슴이 최대한 펴질 때까지 펴주면서, 최대 범위에서 정지한다. 10초 동안 멈췄다가 원위치한다.

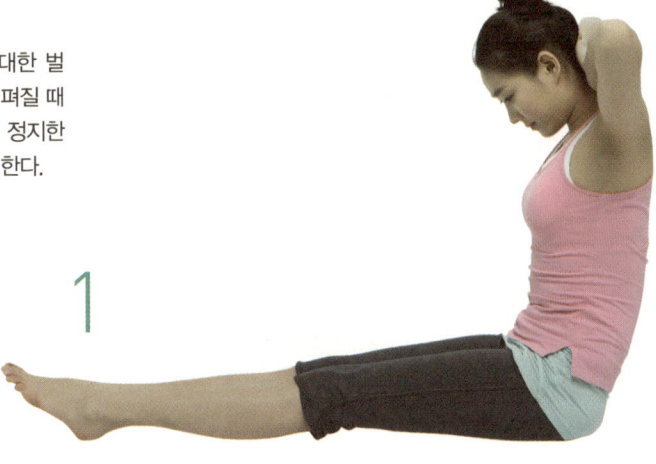

1

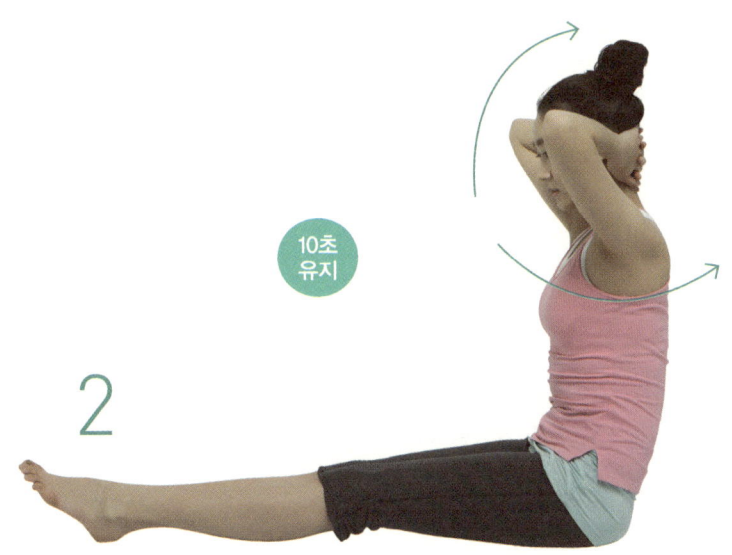

10초 유지

2

PART 4 생활 속 골반 교정 케어

3 팔꿈치 고정하고 뒤돌아보기

뻑뻑한 골반과 고관절이 스트레칭되고, 허리가 교정된다.

좌우 **20회**

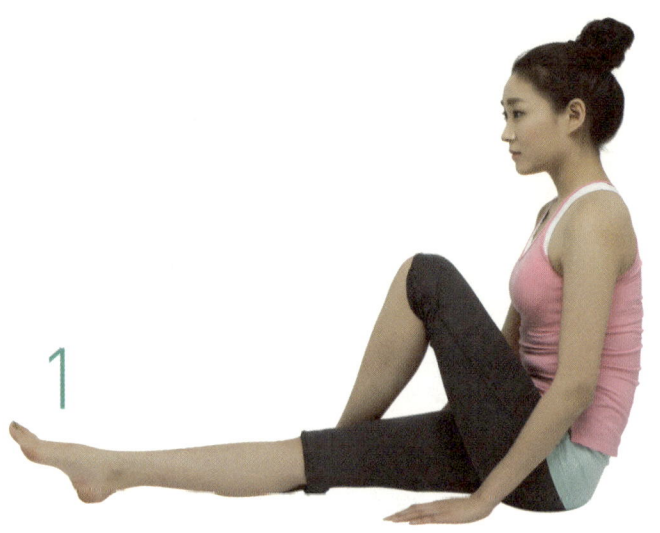

1 허리를 바로 펴고 왼쪽 다리를 꼬아 오른쪽 무릎 바깥쪽에 붙여 무릎을 세운다.

2 오른쪽 팔꿈치로 꼬아 올린 다리의 무릎을 밀어준다는 느낌으로 몸통을 비튼다. 시선은 180도 뒤를 바라본다. 5초간 정지한다. 반대쪽도 똑같이 반복한다.

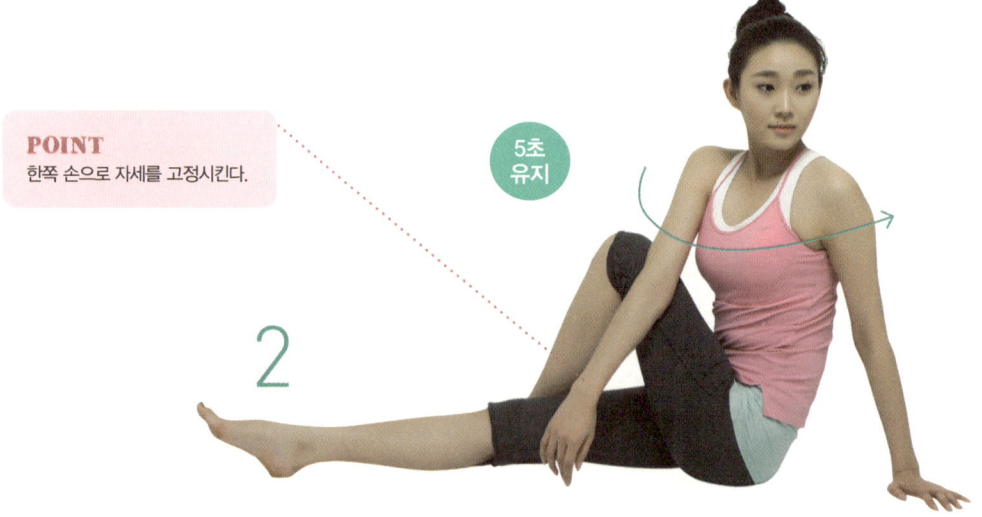

POINT 한쪽 손으로 자세를 고정시킨다.

5초 유지

4 목 45도 스트레칭

거북목을 교정하고, 목과 어깨 옆부분 전체를 풀어준다.

좌우 **30회**

1 척추 라인을 반듯하게 하고 앉아서 오른손을 들어 머리 위를 지나 왼쪽 귀 뒷부분에 손바닥을 댄다.

2 손목과 팔꿈치의 힘으로 45도 방향으로 목을 지그시 아래로 눌러준다. 이때 반대편 어깨는 왼쪽 아래로 눌러준다. 5초 동안 멈췄다가 원위치한다. 반대쪽도 똑같이 반복한다.

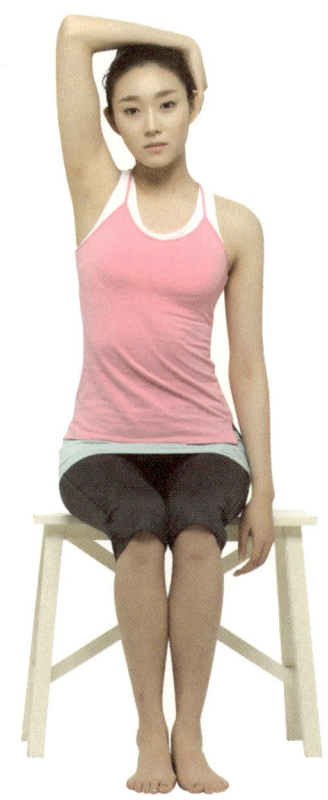

1

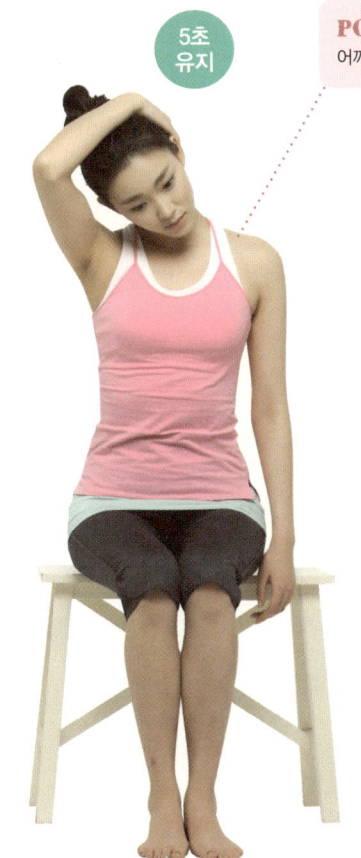

5초 유지

POINT 어깨가 들리면 안 된다.

2

허리와 다리가 날씬해지는 30일 프로그램
골반 교정 다이어트

1판 1쇄 발행 2013년 6월 10일
1판 11쇄 발행 2017년 4월 10일

지은이 황상보
펴낸이 고영수

경영기획 고병욱 | 기획편집 장선희 양춘미 이새봄 김소정
외서기획 엄정빈 | 마케팅 이일권 이석원 김재욱 곽태영 김은지 | 디자인 공희 진미나 김경리
제작 김기창 | 총무 문준기 노재경 송민진 | 관리 수농은 조재언 신현민

펴낸곳 청림Life | 출판등록 제2010-000315호
주소 06048 서울시 강남구 도산대로 38길 11(논현동 63)
     10881 경기도 파주시 회동길 173(문발동 518-6) 청림아트스페이스
전화 02)546-4341 | 팩스 02)546-8053
홈페이지 www.chungrim.com | 이메일 Life@chungrim.com
블로그 chungrimlife.blog.me | 페이스북 www.facebook.com/chungrimLife
트위터 @chungrimLife

ⓒ 황상보, 2013

이 책은 저작권법에 따라 보호를 받는 저작물이므로 무단 전재와 무단 복제를 금지하며,
이 책 내용의 전부 또는 일부를 이용하려면 반드시 저작권자와 청림Life의 서면 동의를 받아야 합니다.

포토 필립 | 모델 장윤정 | 디자인 Design group ALL | 일러스트 이명선 | 교정교열 심은정

ISBN 978-89-97195-29-9 (14510)
     978-89-97195-28-2 (set)

*책값은 뒤표지에 있습니다. 잘못된 책은 바꾸어 드립니다.
*청림Life는 청림출판㈜의 논픽션·실용도서 전문 브랜드입니다.